Dhanashree Ghoderao

Factores de crescimento em Periodontia e Implantologia

Dhanashree Ghoderao

Factores de crescimento em Periodontia e Implantologia

Factores de crescimento

ScienciaScripts

Imprint

Any brand names and product names mentioned in this book are subject to trademark, brand or patent protection and are trademarks or registered trademarks of their respective holders. The use of brand names, product names, common names, trade names, product descriptions etc. even without a particular marking in this work is in no way to be construed to mean that such names may be regarded as unrestricted in respect of trademark and brand protection legislation and could thus be used by anyone.

Cover image: www.ingimage.com

This book is a translation from the original published under ISBN 978-620-7-65362-1.

Publisher:
Sciencia Scripts
is a trademark of
Dodo Books Indian Ocean Ltd. and OmniScriptum S.R.L publishing group

120 High Road, East Finchley, London, N2 9ED, United Kingdom
Str. Armeneasca 28/1, office 1, Chisinau MD-2012, Republic of Moldova, Europe
Printed at: see last page
ISBN: 978-620-7-75572-1

Índice

Introdução

O periodonto é um órgão complexo constituído por tecidos conjuntivos moles e mineralizados que incluem a gengiva, o ligamento periodontal, o cemento e o osso alveolar. Existem várias doenças que podem afetar a composição e a integridade das estruturas periodontais. Entre estas doenças, destaca-se a periodontite. A periodontite é definida como "uma doença inflamatória dos tecidos de suporte dos dentes causada por um microrganismo específico ou por um grupo de microrganismos específicos, resultando na destruição progressiva do ligamento periodontal e do osso alveolar com formação de bolsas, recessão ou ambos, o que pode levar à perda do dente se a doença não for tratada. [1,2]

Os objectivos importantes da terapia periodontal são a eliminação das infecções e a resolução da inflamação crónica, de modo a estabelecer um periodonto saudável e, se possível, restaurar os tecidos perdidos à sua forma e função originais. [1] O tecido periodontal tem a capacidade de reparação e regeneração. A regeneração periodontal pode ser definida como a restauração completa dos tecidos perdidos após trauma ou após o desenvolvimento de doenças como a doença periodontal destrutiva, incluindo o ligamento periodontal, o tecido conjuntivo gengival, o cemento e o osso alveolar. Esta definição implica a formação de novo osso, novo cemento e um ligamento periodontal funcionalmente orientado. [2,3,4,5]

Para que a regeneração periodontal ocorra, as células progenitoras do ligamento periodontal devem migrar para a superfície radicular desnudada, fixar-se a ela, proliferar e amadurecer num aparelho de fixação fibroso organizado e funcional. Da mesma forma, as células ósseas progenitoras também devem migrar, proliferar e amadurecer em conjunto com o ligamento periodontal em regeneração. A regeneração dos tecidos periodontais depende de quatro componentes básicos. Os sinais adequados, as células, o fornecimento de sangue e o suporte necessário para direcionar o tecido para o local do defeito. Todos estes elementos desempenham um papel fundamental no processo de cicatrização e na reconstrução do tecido perdido. As células fornecem a maquinaria para o crescimento e diferenciação de novos tecidos, enquanto os factores de crescimento ou morfogénios modulam a atividade celular e fornecem estímulos às células para se diferenciarem e produzirem a matriz para o tecido em desenvolvimento.[6,7,8] A cicatrização no periodonto é um fenómeno particularmente interessante porque os tecidos gengivais cicatrizam surpreendentemente rápido quando comparados com outros tecidos do organismo. Para uma reconstrução bem sucedida dos tecidos periodontais, os métodos a utilizar devem respeitar a sequência natural de eventos biológicos que ocorrem durante a cicatrização periodontal e/ou imitar o processo de desenvolvimento embriológico dos dentes e dos tecidos periodontais. Foram sugeridas várias abordagens de tratamento para promover a regeneração dos tecidos periodontais (RTP), utilizando diferentes membranas de barreira e materiais de enxerto ósseo que ganharam aceitação clínica no tratamento de certos tipos de defeitos periodontais. Com base na compreensão da função biológica, os factores de crescimento (GFs) têm sido avaliados quanto ao seu potencial para promover a cicatrização e regeneração de feridas periodontais.[1]

Fator de crescimento é um termo utilizado para designar uma classe de polipéptidos que ocorrem naturalmente e que têm o potencial de alterar o tecido hospedeiro de modo a estimular ou regular o processo de cicatrização de feridas. São geralmente representados por famílias homólogas que contêm vários membros com interacções distintas e sobrepostas com os receptores e, por conseguinte, medeiam diferentes respostas celulares. Estes factores de crescimento ajudam a regular os principais acontecimentos celulares na reparação dos tecidos, ou seja, a mitogénese (proliferação), a quimiotaxia, a diferenciação, a atividade metabólica das células e a síntese da matriz através da ligação a receptores específicos da superfície celular. Assim, são utilizados para atingir a população celular desejada para povoar o espaço periodontal, a raiz e as superfícies ósseas, resultando na síntese de novo osso, cemento e ligamento periodontal. São representados por famílias homólogas que contêm vários membros com interacções distintas e sobrepostas com os receptores e, por conseguinte, medeiam diferentes respostas celulares. São libertados ou activados quando é necessária a divisão celular. Os factores de crescimento exercem os seus efeitos biológicos através de uma interação com um recetor específico presente na superfície da célula alvo. Os factores de crescimento são proteínas multifuncionais, o que significa que podem estimular uma grande variedade de actividades celulares. O osso, o ligamento periodontal e o cemento são tecidos altamente diferenciados, e diferentes factores de crescimento estão envolvidos nos eventos de sinalização que regulam a sua neoformação durante a cicatrização de feridas. Considerando que o periodonto é composto por tecidos distintos, nomeadamente o osso alveolar, o ligamento periodontal, o cemento e a gengiva, é difícil identificar a combinação e as doses adequadas de factores de crescimento necessárias para conseguir uma regeneração periodontal adequada. Diferentes factores de crescimento têm funções específicas e células-alvo na cicatrização de feridas, e o seu delicado equilíbrio é necessário para uma reparação óptima dos tecidos. A cicatrização de feridas é caracterizada por fases distintas que, num curso temporal, foram identificadas como a resposta inflamatória, a fase do tecido de granulação e a fase de remodelação do tecido. Durante estes eventos, o comportamento das células é controlado por vários factores, incluindo interacções célula-matriz e ligandos solúveis, tais como citocinas e factores de crescimento. A produção de factores de crescimento em células normais é um processo altamente regulado. Em contrapartida, pensa-se que a produção anormal de factores de crescimento é um componente chave do cancro e de outras doenças proliferativas[1,2,3,4]

História

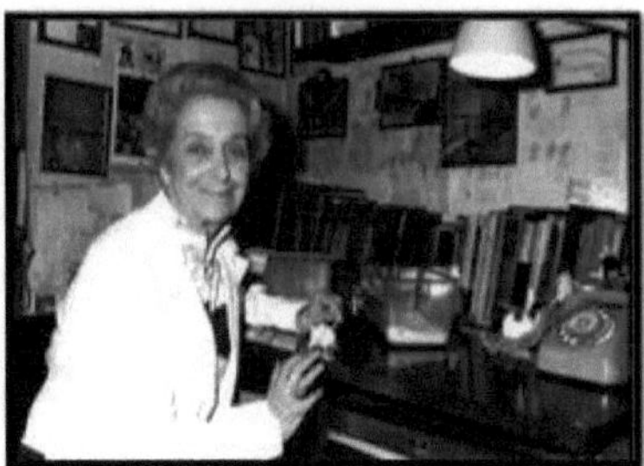

Figura 2.1:   *Rita Levi-Montalcini*

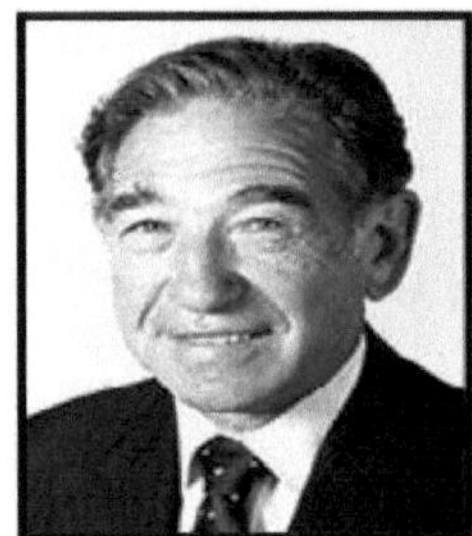

Stanley Cohen.

Φ A descoberta do fator de crescimento nervoso (NGF) por Rita Levi-Montalcini nos

anos 50 representa um marco importante nos processos que conduziram à biologia

celular moderna. O fator de crescimento nervoso foi o primeiro fator de crescimento

identificado, pela sua ação na diferenciação morfológica das células nervosas derivadas

da crista neural. No início dos anos 50, Levi-Montalcini, em colaboração com o jovem

bioquímico Stanley Cohen, da Universidade de Washington em St Louis, EUA (que

descobriu o fator de crescimento epidérmico e foi co-vencedor do Prémio Nobel em

1986), iniciou uma série de abordagens experimentais para caraterizar as propriedades

bioquímicas do fator de crescimento nervoso. Para determinar se a molécula

biologicamente ativa era um ácido nucleico ou uma proteína, realizaram experiências utilizando veneno de cobra (uma fonte rica em fosfodiesterase) para destruir qualquer

ácido nucleico. Observaram que o veneno de cobra produzia mais crescimento neural do

que o observado em culturas incubadas com extrato de tumor. A descoberta de que o

NGF estava presente no veneno levou Cohen a perceber que talvez valesse a pena

examinar o análogo mamífero da glândula do veneno da cobra, a glândula salivar do

rato. De facto, descobriu-se que a glândula do rato é uma fonte rica de fator de

crescimento nervoso e, em 1960, devido à elevada concentração de NGF nesta glândula,

Levi-Montalcini e Cohen conseguiram isolar e purificar a molécula e demonstrar que se

tratava de uma proteína [9]

Φ *A* capacidade do osso desvitalizado, quando implantado num animal, para induzir

uma resposta celular que resulta na formação de novo tecido ósseo é conhecida há

décadas. Esta atividade única foi observada e investigada extensivamente por um

cirurgião ortopédico, Dr. Marshall Urist, em *1965*. Posteriormente, demonstrou que

esta atividade podia ser extraída do componente orgânico do osso utilizando agentes

caotrópicos, e que uma proteína ou proteínas eram responsáveis por esta atividade.

Assim, chamou a esta atividade "proteína morfogenética óssea". Propõe o nome

"Proteína Morfogenética Óssea" na literatura científica no Journal of Dental

Research em 1971.[10]

Φ O Fator de Crescimento Derivado das Plaquetas foi descoberto por *Kohler, Lipton e*

Ross E et al em 1974[11]

Φ Em 1983, Senger e colegas relataram a identificação no sobrenadante de uma linha de células tumorais de cobaia do fator de permeabilidade vascular (VPF), uma proteína que induzia a fuga vascular. Foi purificada e clonada por *Ferrara e Henzel em 1989*. O splicing alternativo do VEGF foi descoberto por **Tischer et al1991**. Entre 1996 e 1997, **Christinger e De Vos** obtiveram a estrutura cristalina do VEGF. O recetor do VEGF foi descoberto por **Ferrara et al. 1992**[n]

Φ O fator de crescimento de fibroblastos foi encontrado em extractos de pituitária por *Armelin em 1973* e depois também foi encontrado num extrato de cérebro de vaca por *Gospodarowiczet et al.*, e testado num bioensaio que provocou a proliferação de fibroblastos (primeiro relatório publicado em 1974).[13]

Φ *A* primeira indicação do fator de crescimento epidérmico foi observada em ratos recém-nascidos injectados com um extrato bruto da glândula salivar do rato. A glândula salivar é uma fonte abundante de fator de crescimento nervoso (NGF) e foi utilizada por Cohen e Levi-Montalcini para caraterizar o NGF. O extrato do fator de crescimento nervoso do rato provocou "efeitos secundários" nos ratos: as pálpebras abriram-se e os dentes irromperam mais cedo do que o normal. Como este efeito não se verificava nas purificações do fator de crescimento nervoso, Cohen decidiu procurar um fator de crescimento epidérmico na outra fração do extrato de glândula salivar. Cohen publicou a primeira descoberta do EGF em 1960. Na altura, não era claro se o fator de crescimento epidérmico actuava diretamente ou se estimulava outra resposta de desenvolvimento. O termo "fator de crescimento epidérmico" não foi utilizado até 1965, quando estudos *in vitro* demonstraram que o fator de crescimento actuava diretamente no tecido afetado.[14,15]

Φ A isoforma do Fator de Crescimento da Insulina-1, referida como *Fator de Crescimento do Cimento*, que é maior do que o IGF -1 em tamanho molecular, foi descoberta por *Ikezawa et al 1997.*[16]

Φ O fígado desempenha diversos papéis no metabolismo do corpo e regenera-se ativamente após hepatectomia parcial ou durante a hepatite. Numerosos biólogos tentaram identificar um fator fantasma que actua como um gatilho para a regeneração do fígado após hepatectomia a 70%, uma vez que as experiências de circulação cruzada em roedores parabióticos demonstraram que a regeneração do fígado é iniciada por um fator sanguíneo. No entanto, esse fator humoral não foi identificado durante os últimos 30 anos, uma vez que não estava disponível um sistema de ensaio in vitro simples, sensível e fiável até ao início da década de 1980. Vários estudos revelaram que os hepatócitos de ratos adultos em cultura primária mantinham numerosas funções específicas do fígado e respondiam a várias hormonas. Este facto encorajou os cientistas a identificar factores hepatotróficos ainda desconhecidos através do estabelecimento de um ensaio in vitro da síntese de ADN em hepatócitos de ratos adultos. Em 1983, os cientistas demonstraram que os hepatócitos de ratos adultos em cultura primária podiam proliferar a uma baixa densidade celular num meio que continha insulina e fator de crescimento epidérmico (EGF), fornecendo uma ferramenta experimental para a procura de factores hepatotróficos. Utilizando este sistema de ensaio, identificou, em 1984, um fator hepatotrófico putativo no soro de 70% de ratos hepatectomizados. O fator de crescimento dos hepatócitos (HGF) foi originalmente descrito em 1984 como sendo uma proteína mitogénica para hepatócitos maduros em cultura primária. . Foi purificado a partir de plaquetas de rato em 1986. A estrutura primária do HGF tornou-se evidente com a clonagem do cDNA

em 1989.[17]

Receptores para factores de crescimento

Os factores de crescimento não podem difundir-se através da membrana celular e têm de atuar ligando-se a receptores celulares de elevada afinidade. Os receptores são componentes da membrana celular que são modificados para atuar de uma determinada forma. Para que um fator de crescimento exerça o seu efeito, o recetor designado tem de estar presente na membrana celular em quantidade, orientação e atividade funcional suficientes para transmitir os estímulos adequados.[18]

Os receptores de factores de crescimento podem ser divididos em duas categorias:

- Receptores de superfície celular
- Receptores intracelulares.

1) Receptores de superfície celular:

O protótipo mais comum do recetor do fator de crescimento é o recetor de superfície celular. Os receptores de superfície celular ligam-se normalmente a factores peptídicos que são solúveis em água mas que não são facilmente transportados através da membrana celular lipofílica.[18,19]

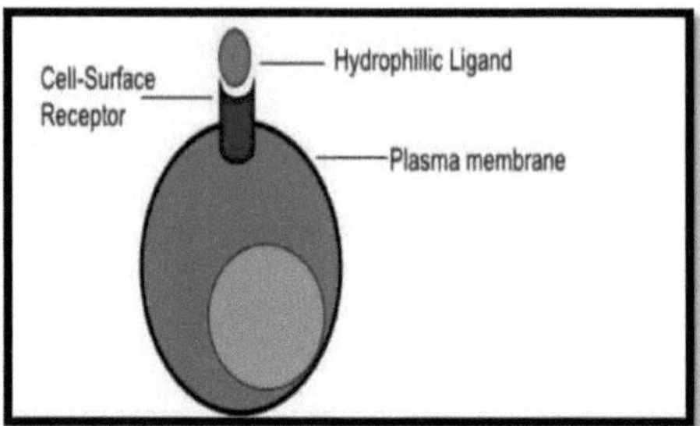

Fig. 3.1 Receptores de superfície celular[19]

Os receptores de superfície celular podem ser divididos da seguinte forma:

1) Receptores ligados à proteína G

A maior família de receptores de superfície celular transmite sinais a alvos intracelulares através da ação intermediária de proteínas de ligação a nucleótidos de guanina denominadas proteínas G. Foram identificados mais de mil desses receptores acoplados à proteína G, incluindo os receptores de muitos neurotransmissores, neuropeptídeos e hormonas peptídicas. Além disso, a família de receptores acoplados à proteína G inclui um grande número de receptores responsáveis pelo olfato, visão e paladar. Os receptores acoplados à proteína G são proteínas estruturalmente e funcionalmente relacionadas, caracterizadas por sete hélices α que se estendem pela membrana. A ligação de ligandos ao domínio extracelular destes receptores induz uma alteração conformacional que permite que o domínio citosólico do recetor se ligue a uma proteína G associada à face interna da membrana plasmática. Esta interação ativa a proteína G, que depois se dissocia do recetor e transporta o sinal para um alvo intracelular, que pode ser uma enzima ou um canal iónico.[20]

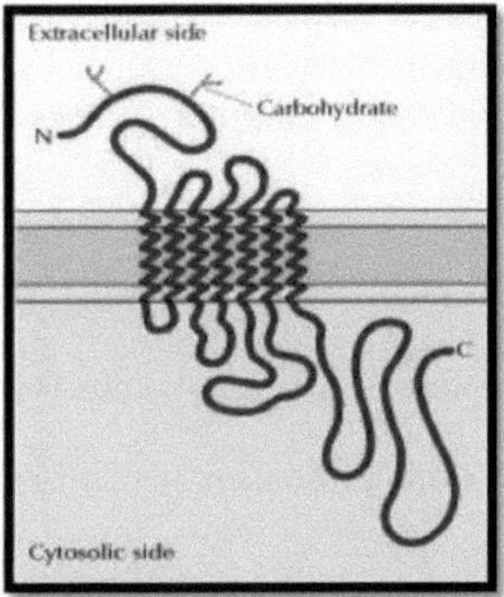

Fig. 3.2 Estrutura de um recetor acoplado à proteína G[20]

As proteínas G são constituídas por três subunidades, designadas α, β e γ. São frequentemente designadas proteínas G heterotriméricas para as distinguir de outras proteínas de ligação a nucleótidos de guanina, como as proteínas Ras. A subunidade α liga os nucleótidos de guanina, que regulam a atividade da proteína G. No estado de repouso, α está ligada ao GDP num complexo com β e γ. A ligação hormonal induz uma alteração conformacional no recetor, de modo que o domínio citosólico do recetor interage com a proteína G e estimula a libertação do GDP ligado e a sua troca por GTP. A subunidade α ligada ao GTP ativado dissocia-se então das subunidades β e γ, que permanecem juntas e funcionam como um complexo βγ. Tanto a subunidade α ativa ligada ao GTP como o complexo βγ interagem depois com os seus alvos para provocar uma resposta intracelular. A atividade da subunidade α é terminada pela hidrólise do GTP ligado, e a subunidade α inativa (agora com GDP ligado) volta a associar-se ao complexo βγ, pronta para iniciar um novo ciclo. [20]

2) Receptores tirosina-quinases

Em contraste com os receptores acoplados à proteína G, outros receptores de superfície celular estão diretamente ligados a enzimas intracelulares. A maior família desses receptores ligados a enzimas é a dos receptores de proteínas-tirosina quinases, que fosforilam as proteínas dos seus substratos em resíduos de tirosina. Esta família inclui os receptores para a maioria dos factores de crescimento polipeptídicos, pelo que a fosforilação da proteína-tirosina tem sido particularmente bem estudada como um mecanismo de sinalização envolvido no controlo do crescimento e diferenciação das células animais. Até agora, foram identificados mais de 50 receptores de proteínas-tirosina quinases, incluindo os receptores de EGF, NGF, PDGF, insulina e muitos outros factores de crescimento. Todos estes receptores partilham uma organização estrutural comum: um ligando extracelular N-terminal domínio de ligação, uma única hélice α transmembranar e um domínio C-terminal citosólico com atividade de proteína-tirosina quinase. A maioria dos receptores de proteína-tirosina-quinases é constituída por polipéptidos simples, embora o recetor de insulina e alguns receptores relacionados sejam dímeros constituídos por dois pares de cadeias polipeptídicas. A ligação de ligandos (por exemplo, factores de crescimento) aos domínios extracelulares destes receptores ativa os seus domínios citosólicos de cinase, resultando na fosforilação dos próprios receptores e de proteínas-alvo intracelulares que propagam o sinal iniciado pela ligação do fator de crescimento.[20]

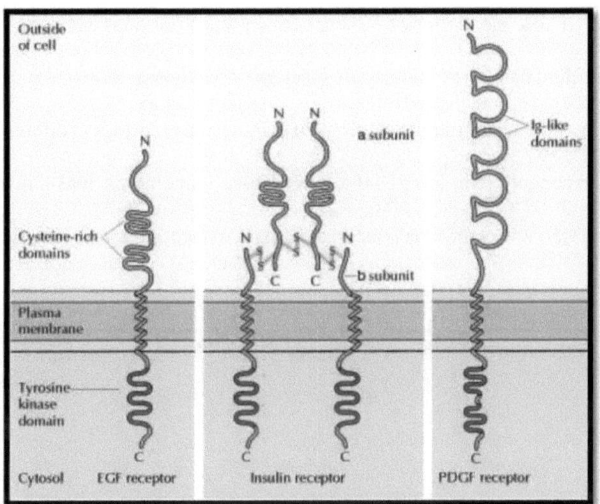

Fig. nº. 3.3 Organização dos receptores de proteína-tirosina-quinases[20]

Cada recetor é constituído por um domínio N-terminal extracelular de ligação ao ligando, uma única hélice α transmembranar e um domínio C-terminal citosólico com atividade de proteína-tirosina-quinase. São apresentadas as estruturas de três subfamílias distintas de receptores de proteína-tirosina-quinases. O recetor do EGF e o recetor da insulina têm ambos domínios extracelulares ricos em cisteína, enquanto o recetor do PDGF tem domínios semelhantes aos da imunoglobulina (Ig). O recetor do PDGF também é digno de nota pelo facto de o seu domínio cinase ser interrompido por uma inserção de aproximadamente cem aminoácidos não relacionados com os encontrados na maioria dos outros domínios catalíticos da proteína-tirosina cinase. O recetor de insulina é invulgar por ser um dímero de dois pares de cadeias polipeptídicas (designadas α e β).[20]

O primeiro passo na sinalização da maioria dos receptores de proteína-tirosina quinases é a dimerização do recetor induzida pelo ligante. Alguns factores de crescimento, como o PDGF e o NGF, são eles próprios dímeros constituídos por duas cadeias polipeptídicas idênticas; estes factores de crescimento induzem diretamente a dimerização ligando-se simultaneamente a duas moléculas receptoras diferentes. Outros factores de crescimento (como o PDGF e o NGF) são monómeros, mas têm dois locais distintos de ligação aos receptores, que servem para os ligar de forma cruzada. [20]

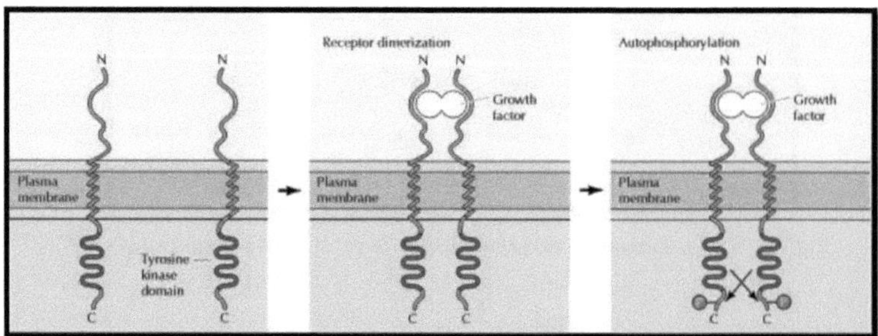

Fig. nº. 3.4 Dimerização e autofosforilação de receptores de proteína-tirosina-quinases[20]

A ligação ao fator de crescimento induz a dimerização do recetor, o que resulta na sua autofosforilação, uma vez que as duas cadeias polipeptídicas se fosforilam mutuamente. A dimerização induzida pelo ligando leva depois à **autofosforilação** do recetor, uma vez que as cadeias polipeptídicas dimerizadas se fosforilam mutuamente. Esta auto-fosforilação desempenha dois papéis fundamentais na sinalização destes receptores. Em primeiro lugar, a fosforilação de resíduos de tirosina no domínio catalítico pode desempenhar um papel regulador, aumentando a atividade da proteína cinase do recetor. Em segundo lugar, a fosforilação de resíduos de tirosina fora do domínio catalítico cria locais de ligação específicos para outras proteínas que transmitem sinais intracelulares a jusante dos receptores activados.

OS RECEPTORES INTRACELULARES:

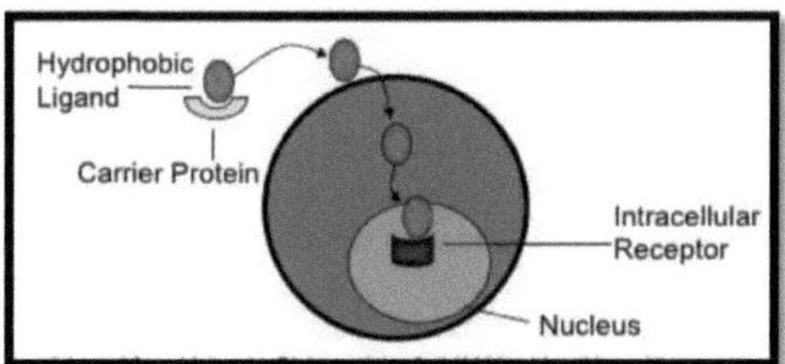

Fig. nº. 3.5 Receptores intracelulares[19]

Os receptores intracelulares são receptores localizados no interior da célula e não na sua membrana celular.

Os receptores intracelulares são normalmente descritos para esteróides como

- Vitamina D3

- Estrogénio

- Glucocorticóides.

Os receptores de esteróides foram descritos tanto no citoplasma como no núcleo das células alvo. Depois de um recetor de superfície celular ter sido ligado e ativado, uma série de segundos mensageiros é responsável por evocar uma atividade biológica. Os quatro principais segundos mensageiros são os seguintes:

- **Adenilil ciclase**: É uma enzima activada por receptores ligados à proteína G. A adenilil ciclase catalisa a conversão de ATP em c-AMP, que ativa a proteína quinase A para provocar a fosforilação das proteínas.

- **Fosfolipase C**: É também activada por receptores ligados à proteína G, o que provoca a ativação da proteína quinase C para evocar a fosforilação das proteínas.

- **Tirosina quinases e serina treonina quinases de receptores**: São também responsáveis pela fosforilação das suas proteínas alvo.

A fosforilação de proteínas é um componente principal da atividade dos factores de crescimento e é responsável por mediar as alterações na proliferação e diferenciação celular, que são as características da atividade dos factores de crescimento.[8]

Modos de ação dos factores de crescimento

A maior parte dos factores de crescimento, que actuam de forma difusível, interagem com o seu recetor conhecido na membrana celular e formam um complexo. Esta interação induz a fosforilação do recetor e desencadeia a transdução de sinal na célula. Estes complexos são então internalizados, parcialmente decompostos pelos lisossomas e parcialmente reciclados para a membrana celular. Assim, a internalização dos complexos recetor/fator de crescimento leva à dessensibilização das células (down regulation) e à redução das respostas excessivas e da sobre-estimulação. O modo de ação está mais associado ao termo factores de crescimento e envolve os modos parácrino, autócrino, justácrino e intácrino. Sabe-se que alguns factores de crescimento actuam de forma não difusível, estando presentes na superfície celular (juxtácrina) ou associando-se a substâncias específicas, como a MEC (matricrina). O mecanismo não difusível foi elucidado pela descoberta de factores de crescimento ligados à membrana celular na década de 1990, que incluem o fator de crescimento semelhante ao EGF ligado à heparina (HB-EGF), o fator de crescimento transformador-β (TGFβ), o fator de necrose tumoral-α (TNFα), o fator estimulador de colónias 1 (CSF1) e o ligando c-kit. Estes factores de crescimento são pouco internalizados, mesmo depois de se ligarem aos seus receptores, mas exibem uma atividade a longo prazo sem desregulação. [21]

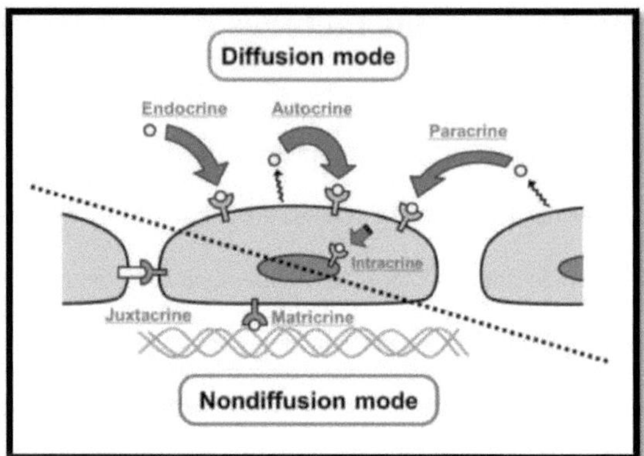

Fig. no. 4.1 : Modos de ação dos factores de crescimento. Os factores de crescimento interagem com os seus receptores de uma forma difusível (por exemplo, por vias endócrinas, parácrinas, autócrinas e intracrinas) ou de uma forma não difusível (por exemplo, por vias justácrinas e matrinas). Sabe-se que alguns factores de crescimento actuam de ambas as formas.[21]

Modo de ação endócrino

O modo de ação endócrino é representado pelas hormonas (ao contrário dos factores de crescimento), que são segregadas por um tipo de célula e viajam na corrente sanguínea até uma célula-alvo distante para exercerem as suas acções. Exemplos de hormonas com este tipo de ação são a hormona paratiroide, a hormona do crescimento e a hormona luteinizante.

Modo de ação autócrino

Os factores de crescimento sintetizados por uma célula, segregados numa forma solúvel no exterior da célula e que depois se ligam a receptores de superfície na mesma célula para evocar um efeito é um modo de ação autócrino. Por exemplo, o TGF-α que é produzido por células epiteliais e actua sobre elas, as BMPs que são produzidas por

células osteoblásticas e actuam sobre elas.

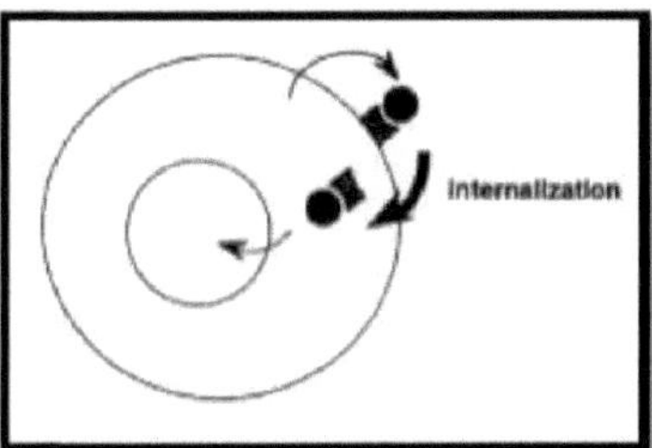

Fig. 4.2: Modo de ação autócrino.[19]

Modo de ação intracrina

Factores de crescimento produzidos por uma célula e que não são segregados, mas que

actuam intracelularmente para facilitar os seus efeitos, é o modo de ação intracrino. p.

ex., fator de células estaminais. p. ex., proteína relacionada com a paratormona (PTHrP)

em que se demonstrou que uma parte da proteína se transloca para o núcleo para inibir a

apoptose. p. ex., proteína relacionada com a paratormona (PTHrP) em que se

demonstrou que uma parte da proteína se transloca para o núcleo para inibir a apoptose.

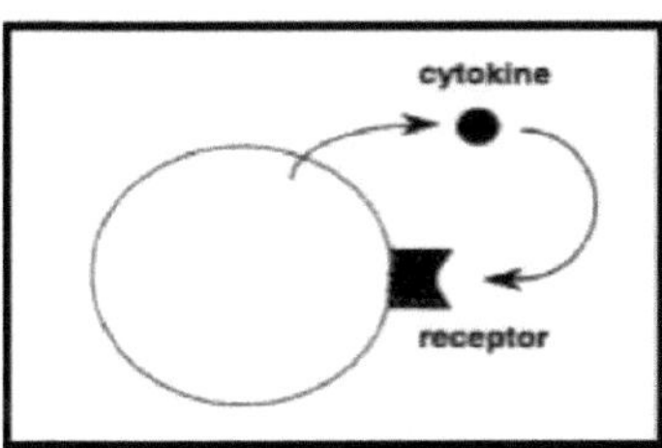

Fig. 4.3: Modo de ação intracrino.[19]

Modo de ação parácrino

Os factores de crescimento produzidos por uma célula, com receptores presentes noutra

célula no microambiente local, constituem o modo de ação parácrino. Neste caso, os

mediadores são segregados em forma solúvel e ligam-se aos seus receptores na célula-alvo para provocar o seu efeito

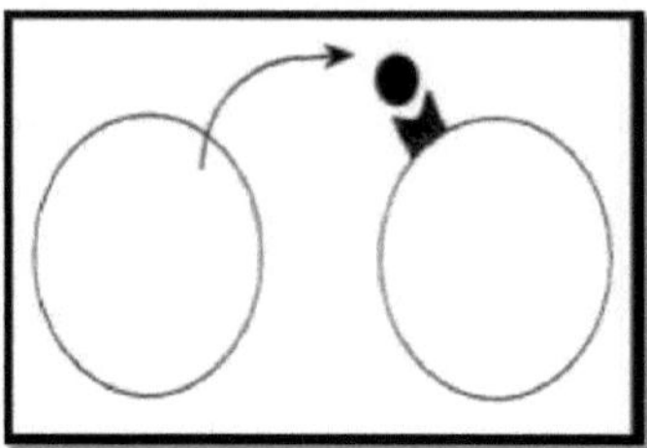

Fig. 4.4: Modo de ação parácrino.[19]

Modo de ação da juxtacrina

É semelhante aos efeitos parácrinos, exceto pelo facto de o fator produzido pela célula de origem estar ligado à superfície celular e necessitar de contacto com a célula-alvo para evocar uma resposta. [8,18,19]

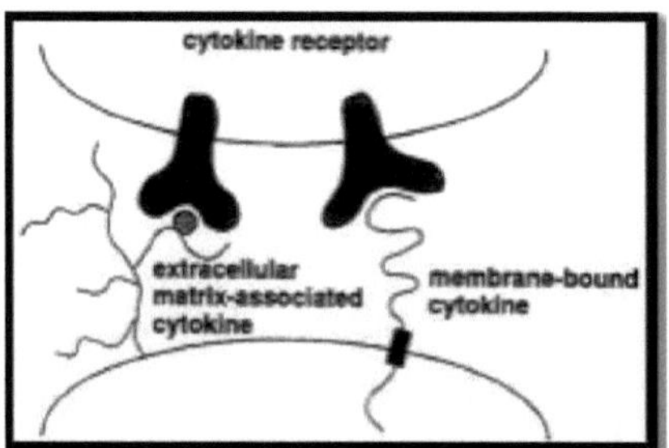

Fig. 4.5: Modo de ação da juxtacrina[19]

Características dos factores de crescimento

1. *Produtos celulares naturais:* Os factores de crescimento são produtos celulares naturais libertados ou activados quando é necessária a divisão celular. Esta ação ocorre normalmente durante eventos como a cicatrização de feridas ou a regeneração de tecidos.

2. *Ação local:* Os factores de crescimento actuam localmente (exceto alguns)

3. *Actividades dos receptores:* Os factores de crescimento não podem difundir-se através da membrana celular, pelo que exercem a sua atividade ligando-se primeiro a receptores de alta afinidade na membrana celular. A capacidade de uma célula responder a um determinado fator depende, portanto, da presença destes receptores.

4. *Regulação:* A produção de factores de crescimento polipeptídicos está fortemente regulada nas células normais.

5. *Atividade multifuncional:* regulam uma grande variedade de actividades celulares, que incluem o crescimento, a migração, a diferenciação e a produção de proteínas da matriz extracelular.

6. *Regeneração:* A regeneração dos tecidos in vivo reflecte provavelmente o efeito

combinado de vários factores de crescimento diferentes.[19]

Classificação dos factores de crescimento

Historicamente, os factores de crescimento têm sido classificados em famílias com base no seu tipo de célula de origem e na sua atividade aparente e/ou impacto num determinado tipo de célula, sistema ou tecido.[22]

Tabela no. 6.1: Classificação dos factores de crescimento

GROWTH FACTORS	MEMBERS
PLATELET DERIVED GROWTH FACTOR FAMILY	• PDGF-AA • PDGF-BB • PDGF-AB • PDGF-CC • PDGF-DD
VASCULAR ENDOTHELIAL GROWTH FACTOR FAMILY	• VASCULAR ENDOTHELIAL GROWTH FACTOR –A(VEGF-A) • VASCULAR ENDOTHELIAL GROWTH FACTOR –B(VEGF-B) • VASCULAR ENDOTHELIAL GROWTH FACTOR –C(VEGF-C)

	VASCULAR ENDOTHELIAL GROWTH FACTOR –D(VEGF-D)
	• VASCULAR ENDOTHELIAL GROWTH FACTOR –D(VEGF-D) • VASCULAR ENDOTHELIAL GROWTH FACTOR –E(VEGF-E) • VASCULAR ENDOTHELIAL GROWTH FACTOR –F(VEGF-F) • PLACENTA –DERIVED GROWTH FACTOR(PlGF)
TRANSFORMING GROWTH FACTOR BETA SUPERFAMILY	• TGF-ß • INHIBINS • ACTIVIN • ANTI-MULLERIAN HORMONE • BONE MORPHOGENETIC PROTEIN • DECAPENTAPLEGIC • VG-1
EPIDERMAL GROWTH FACTOR FAMILY	• EPIDERMAL GROWTH FACTOR • TGF-α • SCHWANNOMA-DERIVED GROWTH FACTOR • HEPARIN-BINDING EGF(HB-EGF) • BETACELLULIN

	<ul><li>EPIREGULIN</li><li>NEUREGULIN(NRG) FAMILY</li></ul>
FIBROBLAST GROWTH FACTOR FAMILY	<ul><li>ACIDIC FGF(aFGF,FGF-1)</li><li>BASIC FGF (bFGF,FGF-2)</li><li>INT-2 (FGF-3)</li><li>Hst/KS3(FGF-4)</li><li>FGF-5</li><li>FGF-6</li><li>KERATINOCYTE GROWTH FACTOR(FGF-7)</li><li>ANDROGEN-INDUCED GROWTH FACTOR (AIGF OR FGF-8)</li><li>GLIA ACTIVTING FACTOR</li><li>(GAF OR FGF-10)</li><li>KERATINOCYTE GROWTH FACTOR-2(FGF-10)</li><li>FGFS 11-14</li><li>FGF-15</li><li>FGFs16-19</li><li>FGF-20(XFGF-20)</li><li>FGFs 21-23</li></ul>
THE INSULIN FAMILY	<ul><li>INSULIN-LIKE GROWTH FACTORS I</li><li>(IGF-I)</li><li>INSULIN-LIKE GROWTH FACTORS II(IGF-II)</li></ul>

HEPATOCYTE GROWTH FACTOR FAMILY	<ul><li>HEPATOCYTE GROWTH FACTOR(HGF)</li><li>MACROPHAGES-STIMULATING PROTEIN(MSP)</li></ul>
COLONY- STIMULATING FACTORS(CSF)	<ul><li>IL-3</li><li>MACROPHAGE –CSF(M-CSF)</li><li>GRANULOCYTE – CSF (G-CSF)</li><li>ERYTHROPOIETIN</li></ul>
NEUTROPHIN FAMILY	<ul><li>NEUTROPHIC FACTOR</li><li>BRAIN-DERIVEDNEUTROPHIC FACTOR(BDNF)</li><li>NEUTROPHIN-3(NT-3)</li><li>NT-4</li><li>NT-5</li><li>NT-6</li></ul>

Fator de crescimento derivado das plaquetas

FACTOR DE CRESCIMENTO DERIVADO DE PLAQUETAS

O fator de crescimento derivado das plaquetas foi originalmente descoberto como uma atividade mitogénica presente no soro, mas não no plasma, que posteriormente se descobriu ter origem nas plaquetas.[23]

ESTRUTURA

O fator de crescimento derivado das plaquetas (PDGF) é constituído por um dímero de -30 kDa de cadeias polipeptídicas estruturalmente relacionadas, A e B. Estas estão ligadas covalentemente por ligações dissulfureto. As cadeias A e B são codificadas por genes separados, no genoma humano, localizados nos cromossomas 7 e 22, respetivamente. Foi demonstrado que os três dímeros possíveis (PDGF-AA, PDGF-AB, PDGF-BB) são produtos celulares naturais e podem também ser obtidos como proteínas recombinantes. Nas partes maduras, as cadeias A e B são 60% semelhantes nas suas sequências de aminoácidos, com uma correspondência perfeita dos 8 resíduos de cisteína. [23,24] Em 2000 e 2001, foram identificados outros membros. Os novos membros do PDGF, PDGF-C e PDGF-D, foram encontrados por semelhança de sequência com membros da família dos factores de crescimento endotelial vascular e pensou-se inicialmente que eram novos membros da família dos factores de crescimento endotelial vascular. Quando expressos como proteínas recombinantes, verificou-se que se ligavam aos receptores de PDGF (que se esperava ser o controlo negativo) e não aos receptores dos factores de crescimento endotelial vascular. Ligam-se aos receptores de PDGF com especificidades ligeiramente diferentes das da cadeia

A ou da cadeia B, ou seja, a cadeia C pode ligar-se apenas ao PDGFR e a cadeia D pode ligar-se apenas ao PDGFR. Ao contrário do PDGF-A e -B, são sintetizados como precursores inactivos que têm de ser activados por clivagem proteolítica, por exemplo, por trombina/plasmina. Isto sugere um nível diferente de regulação da função, ou seja, por ativação proteolítica em vez de secreção regulada.[25]

Receptores:

Os dois receptores para PDGFs são[23]

- **PDGFR α**

- **PDGFR β**

O recetor α do PDGF liga todas as cadeias do PDGF, exceto a cadeia D, enquanto o recetor b liga o PDGF-B e -D; assim, as diferentes isoformas do PDGF podem induzir dimerização dos receptores αα-, αβ- ou ββ.[21] Os receptores do PDGF também podem formar complexos com outros receptores de tirosina quinase, como o recetor do fator de crescimento epidérmico (EGF) e o recetor-1 do fator de crescimento dos fibroblastos (FGF)(30), mas também com receptores não quinase, como as integrinas, o CD4, a proteína relacionada com o recetor da lipoproteína de baixa densidade (LRP) e o recetor do poliovírus Necl-5. Estas interacções modulam a sinalização através dos receptores de PDGF. A dimerização do recetor induzida pelo PDGF leva à autofosforilação de certos resíduos de tirosina nas partes intracelulares dos receptores. Assim, os receptores α e β têm 10 e 11 locais de autofosforilação, respetivamente. A autofosforilação tem duas funções importantes: Leva a alterações na conformação das partes intracelulares dos receptores, promovendo a sua ativação, e fornece locais de acoplamento para moléculas de transdução de sinal contendo o domínio SH2.[26] **Vias de sinalização induzidas pelo PDGFR**

Tanto o PDGFR α como o PDGFR β envolvem várias vias de sinalização bem

caracterizadas - por exemplo, Ras-MAPK, PI3K e PLC, que se sabe estarem envolvidas

em múltiplas respostas celulares e de desenvolvimento. Os PDGFRs ligam-se à Ras-

MAPK principalmente através das proteínas adaptadoras Grb2 e Shc. A Grb2 liga-se ao

PDGFR ativado através do seu domínio SH2 e

liga a Sosl através dos seus domínios SH3. A Sosl, por sua vez, ativa Ras, levando à

ativação a jusante de Raf-1 e da cascata MAPK. A sinalização MAPK ativa a

transcrição de genes, levando à estimulação do crescimento, diferenciação e migração

celular.[27]

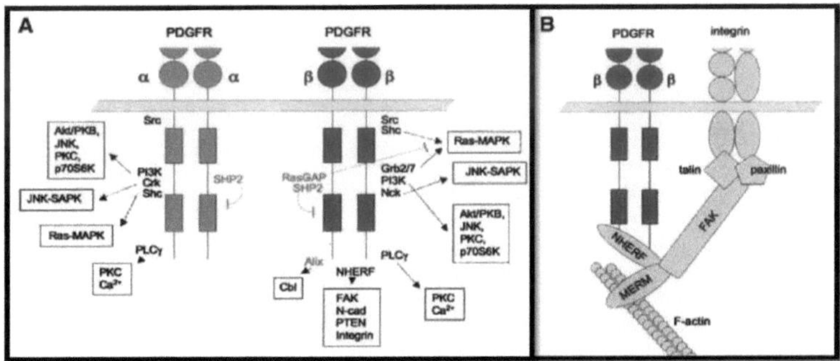

Fig. no. 7.1: Vias de sinalização induzidas pelo PDGFR[27]

(A)   São ilustrados os domínios intracelulares do PDGFR- e do PDGFR- e alguns

dos seus interactuantes directos. As setas indicam as ligações às principais vias de

transdução de sinal e aos efectores secundários. A sinalização de feedback negativo está

indicada a vermelho.

(B)   Ilustração esquemática da forma como o PDGFR- pode ligar-se ao citoesqueleto e a outros componentes de sinalização das adesões focais através do adaptador NHERF, da família de ligadores do citoesqueleto merlin e ezrin/radixin/moezin (MERM) e da quinase de adesão focal (FAK).[27]

Acções dos factores de crescimento derivados das plaquetas

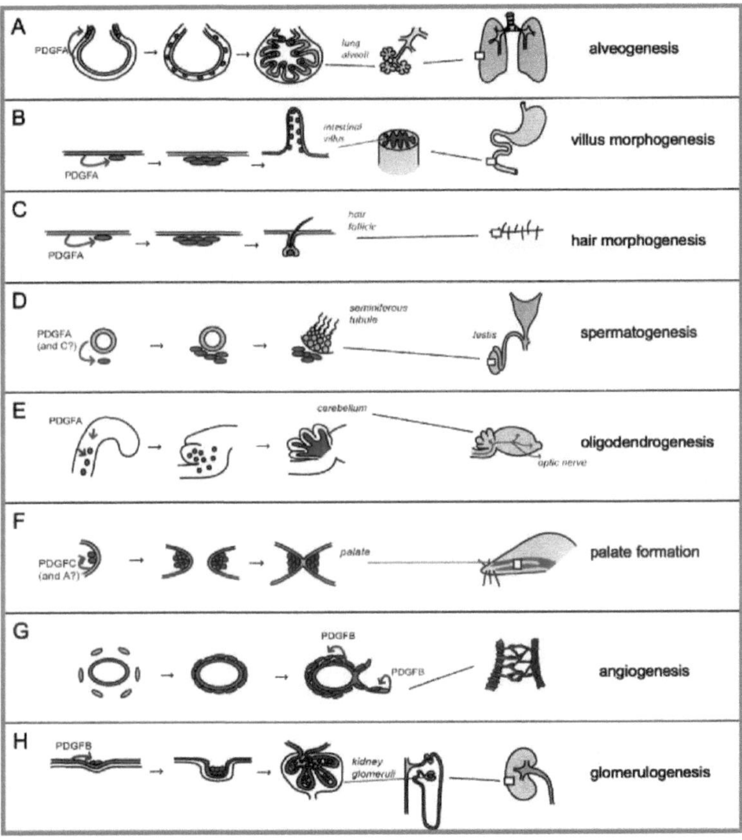

Fig. no. 7.2: Funções de desenvolvimento dos PDGFs.[27]

Papéis de desenvolvimento dos PDGFs.

(A) Durante a fase sacular do desenvolvimento do pulmão, o PDGF-A segregado pelo epitélio (amarelo) impulsiona a disseminação e a proliferação de progenitores de SMC alveolares (verde). Estas células diferenciam-se em SMC alveolares e conduzem à formação e manutenção das paredes alveolares através da produção de depósitos de elastina.

(B) No desenvolvimento do intestino, o PDGF-A é produzido pelo epitélio para impulsionar a proliferação de células mesenquimatosas com um papel crítico na formação das vilosidades intestinais.

(C) No desenvolvimento da pele, os queratinócitos segregam PDGF-A que promove a proliferação de células mesenquimatosas com funções na morfogénese do folículo piloso.

(D) No desenvolvimento intesticular, o PDGF-A (e o PDGF-C) segregado pelos tubos epiteliais conduz à expansão das células mesenquimatosas que, posteriormente, se diferenciam em células de Leydig produtoras de testosterona. A produção de testosterona é, por sua vez, necessária para o desenvolvimento testicular e a espermatogénese.

(E) No desenvolvimento do SNC, o PDGF-A impulsiona a expansão proliferativa dos OPs, que subsequentemente mielinizam as fibras nervosas em todo o SNC. A falta de PDGF-A leva a uma ausência completa de mielina em partes periféricas do SNC, como o nervo ótico.

(F) O PDGF-C (e o PDGF-A) é fundamental para o desenvolvimento das prateleiras palatinas. O PDGF-C é produzido no epitélio e actua nas células mesenquimatosas (verde) das prateleiras.

(G) O PDGF-B produzido pelas células endoteliais (laranja) impulsiona a proliferação e a disseminação de vSMC e pericitos em conjunto com a angiogénese e a arteriogénese.

(H) No desenvolvimento dos glomérulos renais, o PDGF-B, expresso pelo endotélio glomerular, estimula a proliferação das células mesangiais (verde).[27]

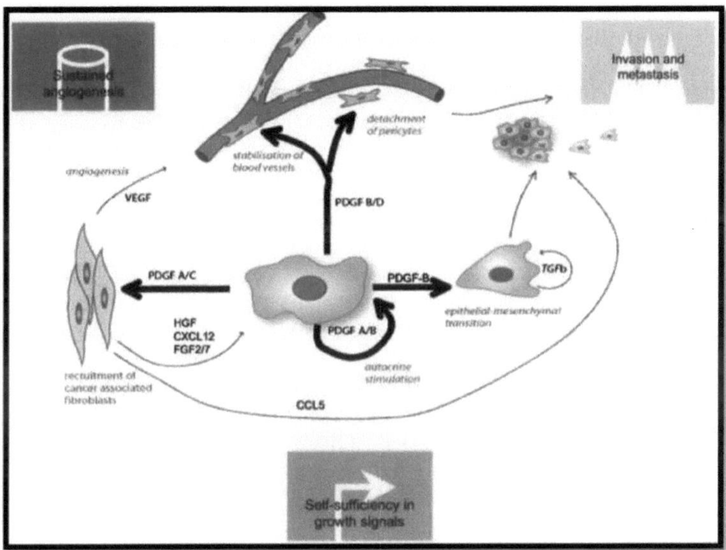

Fig. 7.3: PDGFs na biologia tumoral.[27]

PDGFs na biologia tumoral.

Os PDGFs são frequentemente produzidos pelas células tumorais e podem afetar o crescimento e a disseminação do tumor de várias formas diferentes. Os PDGFs podem estimular diretamente (setas grossas) o crescimento das células tumorais e a EMT. Os PDGFs podem ainda estar envolvidos no recrutamento de fibroblastos e pericitos tumorais. Os fibroblastos tumorais podem, por sua vez, produzir factores que actuam diretamente sobre as células tumorais para promover a sua proliferação e migração

(HGF, CXCL12, FGF2 e FGF7). Os fibroblastos tumorais também podem segregar factores angiogénicos que ajudam a manter a angiogénese do tumor. Os fibroblastos tumorais promovem a metástase através da secreção de CCL5, que induz o comportamento metastático das células tumorais. Se o PDGF-B e o PDGF-D derivados das células tumorais forem produzidos em excesso (de tal forma que o gradiente de PDGF-B estabelecido pelas células endoteliais seja ultrapassado), promove o descolamento dos pericitos, o que pode facilitar a metástase.[27]

O fator de crescimento derivado das plaquetas foi bem caracterizado e tem amplas actividades de cicatrização de feridas, tanto em tecidos duros (osso) como moles (pele, gengiva). Recentemente, foi proposta uma combinação de PDGF humano recombinante purificado (rhPDGF) com matrizes cerâmicas sintéticas (fosfato beta-tricálcico [βTCP]) como agente regenerativo iodontal. O fator de crescimento derivado de plaquetas humanas recombinantes (rh-PDGF) foi a primeira proteína recombinante a ser aprovada pela US Food and Drug Administration para o tratamento de úlceras crónicas do pé em doentes diabéticos (Regranex, Ethicon Inc. Somerville, NJ). A utilização generalizada nesta aplicação estabeleceu a segurança e a eficácia do PDGF para a regeneração de tecidos moles. Além disso, o rhPDGF para regeneração óssea foi rigorosamente testado em estudos pré-clínicos, que indicam que o PDGF tem potencial para ser utilizado para dirigir e controlar a regeneração óssea em seres humanos. Um estudo de osteotomia da tíbia utilizando PDGF em coelhos demonstrou que esta proteína aumentou substancialmente a taxa de reparação de fracturas em comparação com locais de controlo não tratados. Num estudo anteriormente mencionado, Lynch e colaboradores publicaram pela primeira vez provas do potencial regenerativo. A aplicação direta de uma mistura de rhPDGF/IGF em locais de implantes em cães produziu um aumento de duas a três vezes no número de espaços peri-implantares preenchidos com osso em momentos iniciais. O PDGF-BB foi utilizado para tratar defeitos periodontais de ocorrência natural em cães. Mais notavelmente, este estudo mostrou um aumento da atividade celular após o tratamento com PDGF-BB, levando a um aumento da regeneração do osso, do cemento e do ligamento periodontal. Para além das aplicações do PDGF em procedimentos de aumento do rebordo vertical, estudos pré-clínicos realizados por Schwarz e colaboradores avaliaram recentemente os resultados da cicatrização precoce após o aumento do rebordo horizontal.[28,29,30]

Fator de crescimento endotelial vascular

O fator de crescimento endotelial vascular (VEGF) é um potente fator angiogénico. Foi descrito pela primeira vez como um fator de crescimento essencial para as células endoteliais vasculares. É também conhecido como fator de permeabilidade vascular (VPF). Inicialmente, foi descrito como um mitogénio específico das células endoteliais.[31]

FONTE

- Macrófagos
- Plaquetas
- Queratinócitos
- Células tumorais

ESTRUTURA

A estrutura do VEGF foi determinada por cristalografia de raios X. Foi deduzida uma estrutura semelhante quando cristalizada isoladamente e num complexo com VEGFR-1/Flt-1 [59, 86]. Duas das oito cisteínas ligam covalentemente dois monómeros de VEGF e as restantes seis formam um nó de cistina (mostrado a amarelo). Quando ligadas ao VEGFR-1/Flt-1, os resíduos mostrados a vermelho contactam com o recetor, predominantemente de forma hidrofóbica, sendo a Asp-63 (mostrada a roxo) a única cadeia lateral envolvida na interação direta mediada por carga com o recetor. Com base em dados de estudos de mutagénese, pensa-se que o local de ligação do VEGFR-2/KDR é muito semelhante. Quando comparado com um modelo de VEGF-C, a maior divergência é observada na interface do recetor, a parte central plana formada por duas folhas b de quatro cadeias parece praticamente inalterada.[32]

Os receptores VEGF

Foram identificados dois receptores de tirosina-quinases (RTK) do VEGF. Os receptores Flt-1 *(fms-like* tyrosine kinase) e KDR (kinase domain region)

Flk-1 (fetal liver kinase-1), o homólogo murino de KDR, partilha 85% de identidade de sequência com KDR humano. Tanto o Flt-1 como o KDR/Flk-1 têm sete domínios semelhantes à imunoglobulina (Ig) no domínio extracelular (ECD), uma única região transmembranar e uma sequência de tirosina quinase consensual que é interrompida por um domínio de inserção de quinase. O Flt-1 tem a afinidade mais elevada para o rhVEGF165, com um Kd de aproximadamente 10-20 pm. O KDR tem uma afinidade ligeiramente inferior para o VEGF. O K d foi estimado em cerca de 75-125 pm. Em células endoteliais da veia umbilical humana, foi identificado um cDNA que codifica uma forma solúvel de Flt-1 (sFlt-1) com um splicing alternativo, sem o sétimo domínio Ig-like, a sequência transmembranar e o domínio citoplasmático. Este recetor sFlt-1 liga-se ao VEGF com elevada afinidade (Kd 10-20 pm) e é capaz de inibir a mitogénese induzida pelo VEGF, sugerindo que pode ser um regulador negativo fisiológico da ação do VEGF.[33]

SUBFAMÍLIAS DE VEGF

VEGF-A

A proteína VEGFA contém subtipos, tais como peptídeos de 121, 165, 189 e 206 aminoácidos em humanos. Entre os subtipos de VEGF-A, o VEGFA 165 é o mais importante, tanto em termos quantitativos como qualitativos. O VEGF-A 165 é essencial e suficiente para a angiogénese, uma vez que os ratinhos transgénicos com VEGF-A 164 num contexto genético *sem VEGFA* estão vivos e essencialmente saudáveis. Mais recentemente, foi descrito outro subtipo de VEGF-A, o VEGFA xxxb, em seres humanos. O VEGFA xxxb ativa o recetor de forma muito mais fraca do que o VEGF-A normal, sugerindo que o VEGF-A xxxb poderia ser um concorrente fisiológico do VEGF-A. O VEGFA liga-se e ativa tanto o VEGFR-1 como o VEGFR-2, promovendo a angiogénese, a permeabilidade vascular, a migração celular e a expressão genética. O VEGF-A e o seu sistema recetor existem nas células endoteliais vasculares, contribuindo para as funções endoteliais. [31]

VEGF-B

É composto por sete exões. Os exões 3 e 4 codificam resíduos de cisteína invariantes que são responsáveis por um motivo de nó de cisteína com duas pontes dissulfureto. O splicing alternativo do exão 6 gera duas isoformas de VEGF-B, VEGF-B167 (21 K Da) e VEGF-B186.

As sequências de aminoácidos do VEGF-B167 e do VEGF165 são ~44% idênticas e os seus padrões de pontes dissulfureto intermoleculares são semelhantes. As duas subunidades estão unidas por pontes de dissulfureto entre o segundo e o quarto resíduos de cisteína da sequência de consenso do nó de cistina do subtipo do fator de crescimento derivado das plaquetas (PDGF). O exão 6B do VEGF-B167 é homólogo ao exão 7 do VEGF165; ambos codificam sequências proteicas ricas em resíduos de aminoácidos básicos, que após a secreção ligam o fator de crescimento ao proteoglicano de sulfato de heparano da superfície celular. Em contraste, o domínio carboxi-terminal do VEGF-B 186 é hidrofóbico e contém muitos resíduos de serina, treonina e prolina. O VEGF-B167 e o VEGF-B 186 também diferem no seu padrão de glicosilação: enquanto o VEGF-B 167 não é glicosilado, o VEGF-B186 contém glicanos ligados a O. O VEGF B186 é processado proteoliticamente na Arg127, dando origem a um dímero de 34 kDa.[32]

VEGF-C e VEGF-D

Dentro da família de factores de crescimento VEGF, o VEGF-C e o seu parente mais próximo, o VEGF-D, constituem um subgrupo que se caracteriza pela presença de extensões amina-terminal e carboxiterminal únicas a flanquear o domínio de homologia do VEGF. Os domínios de homologia do VEGF do VEGF-C e do VEGF-D são 61% idênticos. O gene humano do VEGF-C foi localizado no cromossoma 4q34. O VEGF-C é sintetizado como uma proteína precursora, que sofre um processamento proteolítico subsequente, reminiscente do processamento das cadeias PDGF-A e -B, sugerindo uma relação evolutiva. O domínio carboxi-terminal é clivado aquando da secreção, mas permanece ligado ao domínio amino-terminal por ligações dissulfureto, dando origem a um tetrâmero ligado por dissulfureto composto por polipéptidos de 29 e 31 kDa. O processamento proteolítico do propeptídeo amino-terminal liberta a forma madura, que consiste em duas cadeias polipeptídicas de 21 kDa correspondentes ao domínio de homologia do VEGF. A forma 29/31 kDa parece ser a forma mais prevalente do VEGF-C em vários sistemas biológicos.[32]

ACÇÕES: [31]

VEGF no sistema cardiovascular

O VEGF desempenha um papel vital no sistema cardiovascular. O VEGF foi demonstrado em miofibroblastos cardíacos, células não endoteliais com as características morfológicas dos fibroblastos.

Os miofibroblastos desempenham um papel importante no crescimento, desenvolvimento e reparação de tecidos normais e encontram-se no local do enfarte. Aumenta também a permeabilidade vascular, a produção de VEGF pelas células espumosas e pelos macrófagos pode agravar a aterosclerose, aumentando a permeabilidade dos vasos ao LDL.

VEGF no sistema nervoso central

O VEGF encontra-se em muitas patologias do SNC, onde pode ter um papel neuroprotector. O VEGF tem um efeito neurotrófico e promove a sobrevivência das células de Schwann e protege os neurónios do hipocampo da lesão isquémica. A degenerescência dos neurónios motores é causada por uma indução deficiente de VEGF na medula espinal. Além disso, quando os neurónios granulares cerebelares (CGNs) foram expostos a 5% de hipoxia durante 9 horas, a expressão de VEGF, VEGFR-1 e VEGFR-2 aumentou, e um anticorpo neutralizante para VEGF, DC 101, inibiu o pré-condicionamento hipóxico. Assim, os mecanismos autócrinos ou parácrinos do VEGF parecem desempenhar um papel na sobrevivência das células do CGN após o pré-condicionamento hipóxico.

VEGF e o seu papel no osso

Os condrócitos hipertróficos produzem VEGF na placa de crescimento, onde coordena a remodelação da matriz extracelular (ECM), a angiogénese e a formação óssea. O VEGF encontra-se no líquido sinovial de doentes com artrite reumatoide e na cartilagem de doentes com osteoartrite (OA). O VEGF encontra-se na cartilagem normal, mas só a cartilagem osteoartrítica exprime os receptores do VEGF, VEGFR-1, VEGFR-2 e NP-1.

VEGF nas células hematopoiéticas e nos tumores malignos hematológicos

O VEGF desempenha um papel importante na hematopoiese. O VEGF é expresso na medula óssea e a estimulação com citocinas das células estaminais hematopoiéticas (HSCs) aumenta consideravelmente os níveis de VEGF nestas células. Em muitas linhas celulares tumorais hematopoiéticas humanas e em estados de insuficiência da medula óssea, como a leucemia mielomonocítica crónica e a leucemia mieloide aguda, o VEGF e os seus receptores, VEGFR-1 e VEGFR-2, estão sobreexpressos. A produção de VEGF tem sido correlacionada com a progressão da doença em doentes com uma variedade de doenças malignas hematológicas.

Sinalização de VEGF em células tumorais

O VEGF tem uma influência direta na invasão e migração do cancro da mama. Foi também demonstrado que actua como um fator de sobrevivência para as células metastáticas do carcinoma da mama. A redução da expressão do VEGF induz a apoptose nestas células.

Terapia Anti-Angiogénica

Com a confirmação de que o VEGF desempenha um papel importante na angiogénese dos tumores, foram concebidas várias estratégias anti-VEGF para inibir o crescimento tumoral e a angiogénese. A quimioterapia e a radioterapia aumentam a expressão do VEGF e podem, por conseguinte, aumentar a resistência do tumor. Os tratamentos anti-VEGF devem bloquear esta resistência induzida pela terapia e a sobrevivência das células tumorais induzida pelo VEGF, bem como inibir a angiogénese. Os tratamentos anti-VEGF utilizados em combinação com a quimioterapia e a radioterapia convencionais melhoram significativamente o tratamento dos doentes com cancro. [30]

Fator de crescimento transformador β

Nos últimos anos, foi descoberta uma grande família de moléculas de sinalização que parecem mediar muitos eventos-chave no crescimento e desenvolvimento normais, conhecida como a superfamília TGF-β, um nome retirado do primeiro membro da família a ser isolado (fator de crescimento transformador). Este nome é um pouco enganador, porque o TGF-β 1 tem um grande número de efeitos em diferentes sistemas. Na verdade, inibe a proliferação de muitas linhas celulares diferentes, e a sua atividade "transformadora" original pode dever-se a efeitos secundários na produção de matrizes e na síntese de outros factores de crescimento. As duas dúzias de outros membros da superfamília TGF-β têm uma gama notável de actividades. [34]

O TGF β é uma citocina pleiotrópica que é segregada por fibroblastos e células epiteliais de uma forma específica para cada tecido e funciona de forma dependente do contexto. Na década de 1970, foi identificada uma série de factores de crescimento peptídicos individuais que podiam conferir um fenótipo "transformado" a células não malignas. Estes péptidos foram baptizados como fator de crescimento transformador-alfa (TGFα) e fator de crescimento transformador-beta (TGFβ). O TGFβ foi purificado até à homogeneidade a partir de plaquetas humanas, placenta humana e rim bovino e caracterizado como um homodímero de 25 kDa. [35]

Estrutura

Os vários membros da família TGF-β são inicialmente sintetizados como moléculas precursoras maiores com uma sequência de sinalização amino-terminal e um pró-domínio de tamanho variável. Esta proteína precursora é normalmente clivada num local dibásico ou RXXR para libertar um segmento carboxiterminal maduro de 110-140 aminoácidos. A molécula de sinalização ativa é constituída por hetero ou homodímeros deste segmento carboxiterminal.[34]

Estrutura dos membros da superfamília TGF-β: *(A)* As proteínas relacionadas com o TGF-β são sintetizadas como proteínas precursoras maiores. Um sinal amino-terminal direcciona o precursor para a via secretora. Um pró-domínio variável pode ajudar na dobragem, dimerização e regulação da atividade do fator. A molécula de sinalização real é um homo ou heterodímero de um pequeno fragmento carboxi-terminal. Sete resíduos de cisteína característicos nesta região são quase invariantes em vários membros da superfamília.

(B) Estrutura cristalina da região madura do TGF-β2. Seis dos resíduos de cisteína característicos formam três ligações dissulfureto dentro de cada subunidade monomérica. A sétima cisteína forma uma ligação dissulfureto que liga dois monómeros num dímero. Grande parte da variação entre os membros da família está na a-hélice aminoterminal e nos loops e hélices que unem a

vários fios da folha β.[34]

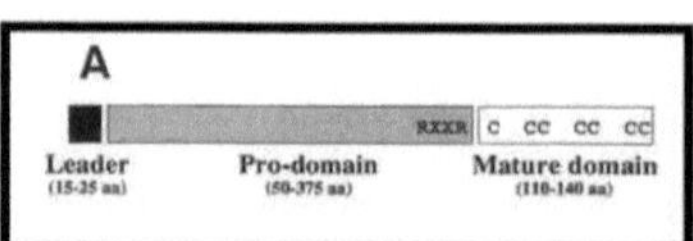

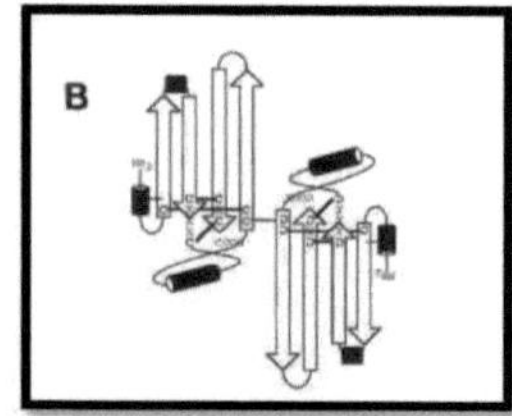

Fig. 9.1 Estrutura dos membros da superfamília TGF-β.[34]

A superfamília TGF-p cresceu de -17 moléculas em 1990 para pelo menos 25 membros. As subfamílias mais comuns incluem as seguintes.[34]

- A subfamília TGF-β

- Subfamília da activina

- A subfamília decapentaplegic

- A subfamília 60A

- O grupo DVR

- Fator de diferenciação do crescimento 1

- Fator de crescimento neurotrópico derivado da glia (GDNF)

- GRUPO DVP

Moléculas receptoras

O TGF-β liga-se a várias proteínas de superfície das células denominadas

- Tipo I (TβR-1): 53 kDa

- Tipo II (TβR-2) : 70-100 kDa

- Tipo III (TβR-3): 200-400 kDa

    Estudos iniciais mostraram que o TGF-V β 1 se liga a pelo menos três proteínas

    principais da superfície celular encontradas em muitos tipos de células,

    denominadas receptores de tipo I, tipo II e tipo III, com base nos seus tamanhos

    aproximados de 53, 70-85 e 200-400 kD. Os receptores de tipo I e de tipo II

    foram os melhores candidatos a receptores de sinalização, porque são os únicos

    receptores perdidos em linhas celulares mutantes seleccionadas para resistência

    aos efeitos inibidores do crescimento do TGF- e do TGF-β.

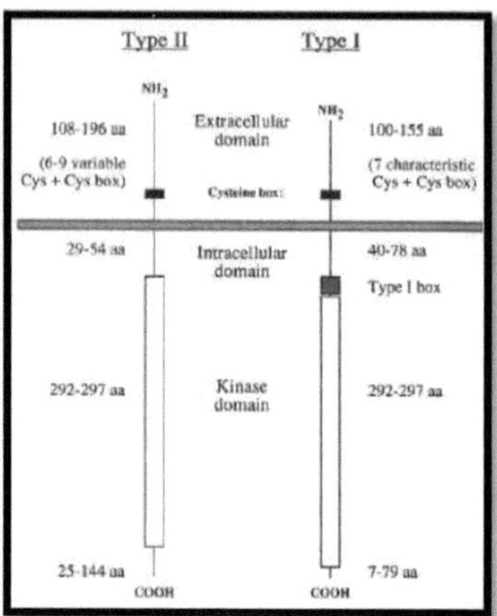

Fig. n°. 9.2 Receptores de sinalização para membros da superfamília TGF-p.

Tanto os receptores de tipo I como os de tipo II são proteínas transmembranares com um péptido sinal amino-terminal, uma pequena região extracelular, uma única hélice transmembranar hidrofóbica e um domínio citoplasmático que se prevê ter atividade de serina/treonina quinase.[34]

Cascata de sinalização do TGF-β

A ligação dos ligandos da família TGFβ ao recetor de serina/treonina quinase do tipo II do TGFβ (TβRII), constitutivamente ativo, resulta no recrutamento do recetor do tipo I (TβRI) e na formação de um complexo oligomérico estável do recetor. A formação do complexo faz com que o recetor de tipo II fosforile o recetor de tipo I no domínio GS C-terminal, uma sequência de 30 aminoácidos altamente conservada com uma sequência caraterística SGSGSG diretamente a montante do domínio cinase. Esta fosforilação conduz a uma alteração conformacional que resulta na ativação do recetor de tipo I e da cinase. [35]

O TGF-β como supressor de tumores: efeitos citostáticos e pró-apoptóticos

O TGFβ funciona como um supressor de tumores, mediando os seus efeitos antiproliferativos numa grande variedade de tipos de células. O TGFβ inibe a promoção do ciclo celular e a evasão dos efeitos antiproliferativos mediados pelo TGFβ é um pré-requisito para o avanço da progressão tumoral. A regulação negativa de c-Myc mediada por TGFβ é um evento central dos efeitos reguladores antiproliferativos. c-Myc funciona como um ativador ou inibidor da transcrição, dependendo do gene alvo, promovendo assim o crescimento celular através da fase G1 do ciclo celular. A sobreexpressão ectópica de c-Myc resulta em insensibilidade aos efeitos inibidores do crescimento do TGFβ. A repressão deficiente de c-Myc e a subsequente resistência ao TGFβ são relatadas em várias linhas celulares de cancro do bruno.[35]

TGF β como promotor da progressão metastática: Transição epitelial para mesenquimal (EMT) mediada por TGFβ

Durante a progressão metastática, o TGFβ promove a transição epitelial para mesenquimal (EMT), que é acompanhada por uma perda concomitante da adesão célula-célula e célula-matriz e por alterações morfogénicas de um fenótipo epitelial polarizado para um fenótipo fibroblastóide ou mesenquimal alongado. A EMT induzida por TGFβ é também indispensável durante o desenvolvimento embrionário para a formação da crista neural, do coração e das estruturas craniofaciais. A EMT durante o desenvolvimento é largamente regulada espacial e temporalmente. No caso do cancro avançado, a EMT observada durante a progressão pode não refletir a ordem e o momento dos acontecimentos observados durante o desenvolvimento. A EMT tem um papel fundamental na motilidade, invasão e metástase das células cancerígenas. Para que as células cancerígenas possam invadir os tecidos circundantes e metastizar para locais distantes, é necessário que as células se dissociem e penetrem na membrana basal, características da EMT em desenvolvimento.[35]

PROTEÍNA MORFOGENÉTICA ÓSSEA

As proteínas morfogénicas ósseas são membros da superfamília TGF, uma grande família de factores de crescimento. O TGF foi assim designado devido à sua capacidade de transformar fibroblastos em cultura. A subfamília das BMP inclui mais de 10 proteínas, e estão a ser descobertas novas proteínas. Quando implantado num animal, a capacidade do osso desvitalizado para induzir uma resposta celular que resulta na formação de novo tecido ósseo é conhecida há décadas. Esta atividade foi observada e investigada extensivamente por um cirurgião ortopédico, o Dr. Marshall Urist. Posteriormente, demonstrou que esta atividade podia ser extraída do componente orgânico do osso utilizando agentes caotrópicos, e que uma proteína ou proteínas eram responsáveis por esta atividade. Assim, chamou a esta atividade "proteína morfogenética óssea". A implantação deste componente proteico da matriz óssea resultou numa série de eventos celulares, incluindo a infiltração de células mesenquimatosas, a formação de cartilagem, a vascularização, a formação óssea e, por fim, a remodelação do novo tecido ósseo, juntamente com a população de elementos hematopoiéticos da medula óssea.[10]

Tabela no. 9.1 : Marcos na descoberta e utilização de BMPs[36]

Authors/Company & Year	Observation/Discovery
Senn, 1889	Decalcified ox bone promotes healing of osteomyelitic defects
Levander, 1934 & 1938	Crude alcohol extracts of bone induce bone formation
Sharrard & Collins, 1961	EDTA-decalcified allograft induced spinal fusion in children
Urist, 1965	Acid-decalcified bone induced ectopic bone in rat model
Sampath & Reddi, 1981	Crude but reproducible quantitative bioassay for BMP; bone matrix when dissociated from BMP ineffective in bone induction; reconstituted matrix effective
Johnson, et al., 1992	Purified human BMP successful clinically
Creative BioMolecules & Genetic Institute, 1990s	Virtually simultaneous gene sequencing for various bmps and related patent dispute
Stryker Corp & Medtronic Sofamor Danek, 2002	FDA approval of OP-1 (BMP-7) for long bone defects (Stryker) & BMP-2 in a collagen carrier within a cage for ALIF (Medtronic Sofamor Danek)

Eventos celulares após a implantação da proteína morfogenética óssea (BMP).
Estas proteínas induzem a formação óssea tanto endocondral (através de um
intermediário de cartilagem) como direta (intramembranosa). O resultado final em
cada caso é um tecido ósseo que depois se remodela e é preenchido com medula
óssea hematopoiética.[10]

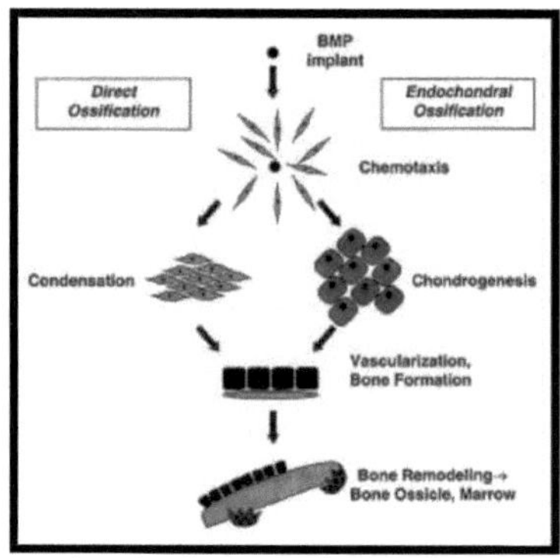

Fig. 9.3 Eventos celulares após a implantação da proteína morfogenética óssea (BMP).[10]

As BMPs pertencem a um grupo de proteínas denominado superfamília de genes
TGF-β que partilham características estruturais comuns. Atualmente, existem 43
membros desta família de genes. As BMPs são sintetizadas como grandes
precursores que consistem num prodomínio e numa região carboxi-terminal de
100-125 aminoácidos. Nas suas extremidades carboxi-terminais, todas as BMPs
possuem uma região com sete resíduos de cisteína que é conservada entre todos
os membros da superfamília TGF β. As BMPs são sintetizadas no interior da
célula numa forma precursora com um trecho hidrofóbico de cerca de 50-100

aminoácidos. Antes da secreção, as BMPs são constituídas por um péptido sinal, um pró-domínio e um péptido maduro. Após a clivagem do péptido sinal, a proteína precursora sofre glicosilação e dimerização. Na secreção da BMP dimérica bioactiva madura pela célula, o pró-domínio é clivado. As BMP maduras derivam da região terminal carboxi por clivagem proteolítica e são segregadas como heterodímeros ou homodímeros.[37]

A família BMP pode ser dividida em quatro subfamílias distintas:

1. BMP-2 e BMP-4

2. BMP-3 e BMP-3B, este último também conhecido como fator de crescimento/diferenciação 10 (GDF10)

3. BMPs 5, 6, 7 e 8

4. GDFs 5, 6 e 7, também conhecidos como derivados da cartilagem proteínas morfogenéticas 1, 2 e 3.

A BMP-1 não é um membro da família BMP, mas sim uma procolagénio C-proteinase envolvida no processamento proteolítico do procolagénio solúvel, levando à auto-montagem de fibras de colagénio insolúveis na matriz extracelular.[36]

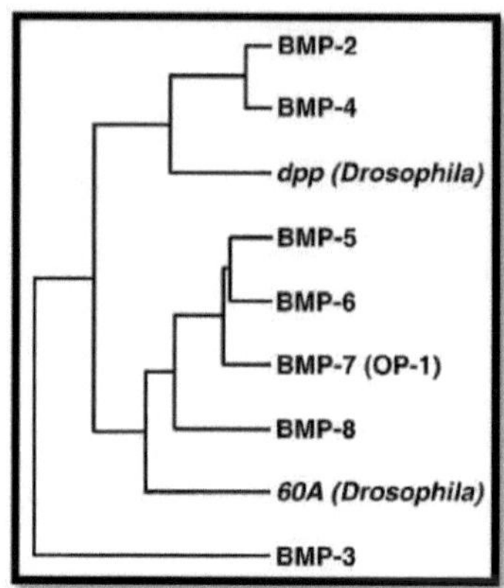

Fig 9.4 Inter-relações dos membros da família da proteína morfogenética óssea (BMP).[10]

A figura representa uma "árvore genealógica" dos genes BMP com base na identidade da sequência. Um subgrupo consiste em BMP-2 humano, BMP-4 e *Drosophila* (mosca da fruta) decapentaplegic (dpp). Um segundo subgrupo inclui BMP-5 humano, BMP-6, BMP-7, BMP-8 e *Drosophila* 60A. A BMP-3 humana está menos relacionada.[10]

TRANSPORTADORAS PARA BMP

A proteína morfogenética óssea é uma proteína solúvel em água, de peso molecular relativamente baixo, que se difunde muito facilmente nos fluidos corporais. Num contexto experimental, a BMP administrada sem um suporte não dura mais do que algumas horas no local de depósito. Por conseguinte, é necessário conter a BMP num suporte para que tenha um efeito localizado no local de cicatrização óssea.

Classificação das transportadoras

A maioria dos suportes de sementeira de células são fabricados a partir de duas classes de biomateriais, derivados de produtos sintéticos ou naturais. Além disso, podem ser construídos a partir de materiais reabsorvíveis ou não reabsorvíveis. Exemplos de dispositivos de libertação de células e scaffolds em periodontia são:

• **Não reabsorvível**: Malha de politetrafluoroetileno expandido, cerâmica e titânio

• **Reabsorvíveis**: Ácidos alfa-hidroxílicos, ácido poliglicólico, ácido poliláctico, copolímeros de poli (ácido lático, ácido glicólico), polímeros à base de aminoácidos, proteínas do tipo colagénio e proteínas do tipo elastina.

• **Produtos naturais**: Colagénio, hialuronano, quitosano, gelatina, firina e alginato,

• **Hidrogéis sintéticos**: Polietilenoglicol, óxido de polietileno, extractos de matriz e Matrigel.

O potencial regenerativo dos factores de crescimento depende de um material de transporte que sirva como sistema de entrega e como suporte para o crescimento celular. Ainda não foi descoberto o transportador ideal, que deve ser capaz de proporcionar espaço para a regeneração óssea, permitir o crescimento celular e permitir a libertação controlada de moléculas bioactivas. A investigação deve abordar as questões relacionadas com as doses clinicamente eficazes necessárias, as propriedades de um material de transporte ideal e a cinética de libertação óptima para as aplicações clínicas dos factores de crescimento. [36,37]

MECANISMO DE SINALIZAÇÃO DAS PROTEÍNAS MORFOGENÉTICAS ÓSSEAS

Os receptores BMP na superfície celular são constituídos por proteínas serina/treonina quinase do tipo I e do tipo II.

- A ligação do ligando aos receptores transmembranares de serina/treonina quinase dos tipos I e II resulta na formação de um complexo heterotetrâmero e na ativação da cascata de sinalização.

- Imediatamente após a ligação, a quinase do recetor do tipo II fosforila o recetor do tipo I.

- Por sua vez, o recetor de tipo I fosforila as moléculas de sinalização intracitoplasmática Smads 1, 5 e 8.

- Após a fosforilação, as Smads 1, 5 e 8 ligam-se à Smad 4 e translocam-se para o núcleo da célula.

- A entrada do complexo Smads 4/fosforiladoSmad-1, 5, 8 no núcleo da célula resulta na ativação de factores de transcrição para os genes de resposta precoce às BMP.

- A cascata de sinalização BMP, no entanto, é muito mais complexa do que esta breve descrição indica.

Parece haver um "cross-talk" considerável entre as moléculas de sinalização de outros factores de crescimento e o complexo de sinalização BMP. Esta reatividade está a ser elucidada neste momento.[36]

FUNÇÕES

BMP-2: Osteoindutor, diferenciação de osteoblastos, apoptose

BMP-3 : (osteogenina) BMP mais abundante no osso, inibe a osteogénese

BMP-4: Osteoindutor, desenvolvimento dos pulmões e dos olhos

BMP-5: Condrogénese

BMP-6: Diferenciação de osteoblastos, condrogénese

BMP-7: (OP-1) Osteoindutor, desenvolvimento do rim e do olho

BMP-8: (OP-1) Osteoindutor

BMP-9: Sistema nervoso, sistema reticuloendotelial hepático, hepatogénese

BMP-10: Desenvolvimento cardíaco

BMP-11(GDF-8): Modelação de tecidos mesodérmicos e neuronais miostatina

BMP-12 (GDF-7): Induz a formação de tecido tendinoso-ilíaco

BMP-13 (GDF-6): Induz a formação de tecido semelhante a tendões e ligamentos

BMP-14 (GDF-5): Condrogénese, melhora a cicatrização dos tendões e a formação óssea

BMP-15: Modifica a atividade da hormona folículo-estimulante[36]

Proteínas morfogenéticas ósseas na cicatrização de feridas

As BMPs afectam diretamente o processo de cicatrização de feridas.

As BMPs afectam diretamente a cicatrização nas seguintes fases sequenciais

LESÃO → resposta inflamatória → complemento → extravasamento e sinalização celular

PROLIFERAÇÃO → tecido de granulação → ligação dos factores de crescimento aos colagénios REMODELAMENTO → ativação-formação de reabsorção→Osteoclastos fossas de reabsorção[38]

Aplicações clínicas:

As BMPs têm sido utilizadas em procedimentos periodontais (regeneração de tecido ósseo perdido devido a doença periodontal), implantes (aumento do volume ósseo para colocação de implantes, aumento do seio maxilar) e restauração-endodôntica (pulpotomias). As BMPs também são utilizadas para o aumento do seio maxilar, e os estudos efectuados em animais e humanos demonstraram resultados semelhantes, mas ainda insatisfatórios, quando comparados com outros procedimentos. Ensaios em animais utilizando rhBMP-2 associada a um transportador (espuma de colagénio) em defeitos intra-ósseos de 3 lados em cães demonstraram um aumento da taxa de formação óssea sem efeitos secundários como anquilose ou reabsorção óssea apical. As BMPs têm o potencial de iniciar a formação óssea no seio maxilar humano dentro de 6 meses após uma operação de elevação do assoalho do seio. No entanto, o comportamento deste material não é totalmente previsível.[39]

Fator de crescimento epidérmico

O fator de crescimento epidérmico humano (hEGF)1 é um polipeptídeo de 53 aminoácidos com três pontes dissulfureto internas. Como mitogénio, começa por se ligar com elevada afinidade a receptores específicos da superfície celular e depois induz a sua dimerização, que é essencial para ativar a tirosina quinase no domínio citoplasmático do recetor, iniciando uma transdução de sinal que resulta na síntese de ADN e na proliferação celular[40]

Inclui

- Fator de crescimento semelhante ao EGF de ligação à heparina (HB-EGF)

- fator de crescimento transformador-α (TGF-α)

- Anfiregulina (AR)

- Epiregulina (EPR)

- Epigen

- Betacelulina (BTC)

- neuregulina-1 (NRG1)

- neuregulina-2 (NRG2)

- neuregulina-3 (NRG3)

- neuregulina-4 (NRG4).

Todos os membros da família contêm uma ou mais repetições da sequência de aminoácidos conservada:

CX7cX4-5cX10-13cXCX8gXRC

Neuregulina - novo fator de diferenciação (NDF) ou NRG-1, heregulina (HRG), atividade indutora do recetor de acetilcolina (ARIA) e fator de crescimento glial (GGF) (31). O grau de homologia entre os diferentes ligandos do EGF é o mais baixo fora dos fragmentos de cisteína que formam pontes dissulfureto e em alguns resíduos de glicina.[41]

Receptores:

Os receptores EGF (EGFR: ErbB-1) são constituídos por uma única cadeia polipeptídica de 170 kDa, 1186 resíduos de aminoácidos e um número significativo de oligossacáridos ligados a N. De oligossacáridos ligados a N com elevada afinidade para o ligando EGF -like fator de crescimento epidérmico consistem em quatro receptores como se segue

ErbB-1

ErbB - 2 / HER2 - novo

ErbB - 3 / HER3

ErbB- 4 / HER4

Estes receptores, estruturalmente relacionados, são glicoproteínas transmembranares de cadeia simples que consistem num ectodomínio extracelular de ligação ao ligando, um domínio transmembranar, uma curta secção justa-membranar, um domínio tirosina-quinase e uma cauda C-terminal contendo tirosina.[41]

Vias de sinalização

As múltiplas vias de transdução de sinal encontram-se a jusante dos EGFR

activados e foram revistas noutro local. Os membros da família EGFR activam as

vias Ras/MAPK, PI(3)K/Akt, PLCγ1/PKC, STAT e, recentemente, a via Par6-

atípica PKC. A fosforilação da tirosina do EGFR cria locais de ligação para Grb2

e Src homologia 2 (Shc2), que activam a via Ras/Raf/MAPK através do filho de

sete sem (Sos) estimulando a proliferação celular. Outros receptores ErbB

também activam a via Ras/MAPK. A via PI(3)K/Akt é importante para a

sobrevivência das células. A ativação de alto nível desta via através da ligação

direta da subunidade p85 da PI(3)K ao recetor ativado ocorre com o ErbB3 e o

ErbB4, uma vez que estes receptores contêm sítios de ligação p85. O EGFR

também pode ativar fracamente a via PIK através da proteína adaptadora Gab-1.

O EGFR também é capaz de ativar a PLCγ, levando à ativação da proteína

quinase C, seguida da ativação de c-Jun e MAPK, que regulam a proliferação

celular. O STAT3 desempenha um papel importante na manutenção da polaridade

e da adesão das células epiteliais. A ligação do STAT3 ao EGFR ativado leva à

dimerização do STAT3 e à translocação para o núcleo para regular a transcrição

do gene. Da mesma forma, o STAT5 pode ligar-se tanto ao EGFR como ao

ErbB4. O complexo Par6-Par3-atípico PKC é importante na organização epitelial.

O complexo interage com ErbB2 ativado, causando a dissociação de Par3 do

complexo e resultando na perda da polaridade apical-basal. As células activadas

desta forma também apresentam um aumento da proliferação e sobrevivência

celular, embora os mecanismos subjacentes a todas estas alterações ainda estejam
por determinar.[41]

Utilizações médicas

O fator de crescimento epidérmico humano recombinante, vendido sob a marca
Heberprot-P, é utilizado para tratar úlceras do pé diabético. Pode ser administrado
por injeção no local da ferida ou pode ser utilizado topicamente. Evidências
provisórias mostram uma melhor cicatrização da ferida. O EGF é utilizado para
modificar os suportes sintéticos para o fabrico de enxertos de bioengenharia através
de electrospinning em emulsão ou de métodos de modificação da superfície.[42,43]

Regeneração óssea

O EGF desempenha um papel potenciador na diferenciação osteogénica das células
estaminais da polpa dentária (DPSCs) porque é capaz de aumentar a mineralização
da matriz extracelular. Uma baixa concentração de EGF (10 ng/ml) é suficiente
para induzir alterações morfológicas e fenotípicas. As DPSCs em combinação com
EGF podem ser uma terapia eficaz baseada em células estaminais para aplicações
de engenharia de tecido ósseo em periodontia e implantologia oral.[44]

Fator de crescimento semelhante à insulina - 1

Estrutura e fonte

O fator de crescimento semelhante à insulina-I é uma proteína de 70 aminoácidos com um peso molecular de 7649 Da e um ponto isoelétrico de 8,4. Tem efeitos endócrinos, parácrinos e autócrinos. É produzido principalmente pelo fígado, mas praticamente todos os tecidos são capazes de segregar IGF-I para fins autócrinos/parácrinos. Partilha> 60% de homologia com o IGF -II e cerca de 50% homologia com as estruturas da proinsulina. Embora o IGF -I se ligue a 6 formas de IGF de alta afinidade proteínas de ligação (IGFBPs 1 a 6), promovendo ou inibindo a sua ação.[45]

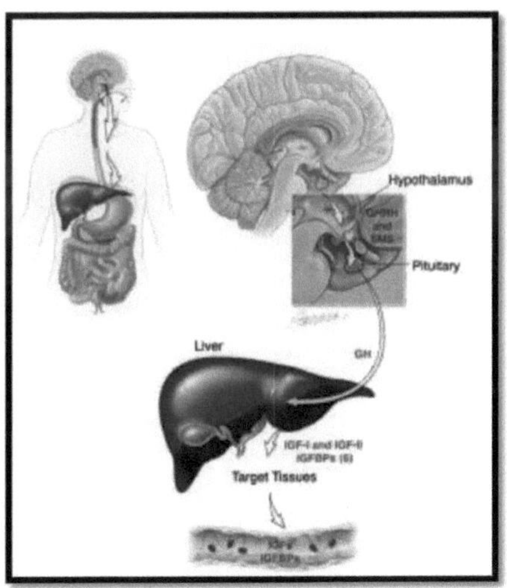

Fig. nº. 11.1 Produção da hormona de crescimento.[46]

A hormona do crescimento (GH) é produzida na glândula pituitária sob o controlo dos factores hipotalâmicos, a hormona libertadora da hormona do crescimento (GHRH) e a somatostatina (SMS). A hormona do crescimento é um importante estimulador da produção do fator de crescimento semelhante à insulina (IGF) no fígado. As proteínas de ligação ao IGF (IGFBPs) também são produzidas no fígado, mas os IGFs também podem ser produzidos localmente através de mecanismos autócrinos ou parácrinos.[46]

O recetor IGF-1

O recetor de IGF-1 humano (recetor de tipo 1) é o produto de um gene de cópia única que abrange mais de 100 kb de ADN genómico na extremidade do braço longo do cromossoma 15q25-26. 22 O gene contém 21 exões e a sua organização assemelha-se à do recetor de insulina estruturalmente relacionado O recetor de IGF de tipo 1 é um heterotetrâmero composto por duas subunidades á extracelulares e subunidades α transmembranares. As subunidades α têm sítios de ligação para o IGF-1 e estão ligadas por ligações dissulfureto. A subunidade â tem um domínio extracelular curto, um domínio transmembranar e um domínio intracelular. Existem três ligandos: IGF-I, IGF-II e a própria insulina. Estes ligandos interagem com pelo menos quatro receptores: o recetor de IGF de tipo I (IGF-IR), o recetor de IGF de tipo II (IGF-IIR), o recetor de insulina (IR) e receptores híbridos de IGF e insulina. Devido à sua afinidade duas vezes maior para o IGF-IR do que para o IR, a maioria dos efeitos do IGF-I resulta da ativação do IGF-IR. Os receptores híbridos IGF-IR-IR mantêm uma elevada afinidade para o IGF-I, mas têm uma afinidade menor para a insulina. O sistema IGF é também constituído por seis proteínas de ligação (IGFBPs) que regulam a ação do IGF. As IGFBPs e as proteases IGFBP desempenham um papel fundamental na regulação da biodisponibilidade do ligando.[46]

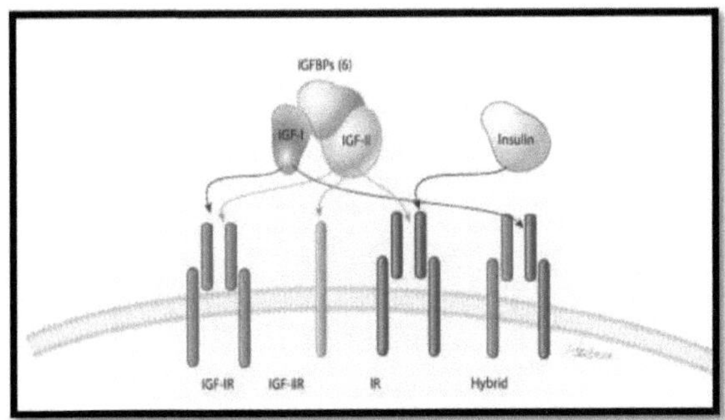

Fig. nº. 11.2 Ligandos do fator de crescimento semelhante à insulina (IGF)[46]

O sistema do fator de crescimento semelhante à insulina (IGF) é constituído por ligandos, receptores de superfície celular e proteínas de ligação ao IGF (IGFBPs). O recetor do fator de crescimento semelhante à insulina (IGF-IR) é um recetor de superfície celular de tirosina quinase que se liga ao IGF-I ou ao IGF-II. As IGFBPs desempenham um papel fundamental na regulação da biodisponibilidade do ligando. O IGF-II interage com o IGF-IR, o IGF-IIR (carece de domínio tirosina quinase), a forma A (carente de exão 11) do recetor de insulina (IR) e as IGFBPs. Os receptores híbridos formam-se a partir da dimerização dos hemireceptores IGF-IR e IR. Estes receptores híbridos mantêm uma elevada afinidade para o IGF-I, mas têm uma afinidade significativamente reduzida para a insulina.[46]

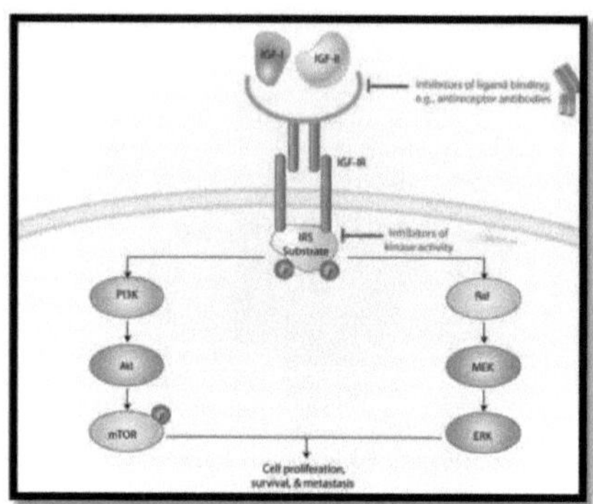

Fig. nº. 11.3 Ligação dos ligandos[46]

A ligação dos ligandos do fator de crescimento semelhante à insulina I (IGF-I) e do

fator de crescimento semelhante à insulina II (IGF-II) ao recetor do fator de crescimento

semelhante à insulina (IGF-IR) ativa a sua atividade intrínseca de tirosina quinase,

resultando na sinalização através de vias celulares que estimulam a proliferação e

inibem a apoptose. As principais vias de sinalização a jusante incluem a via PI3K-AKT-

TOR e a via RAFMEK-ERK. As abordagens terapêuticas que visam o IGF-IR estão a

ser testadas clinicamente e incluem anticorpos dirigidos à porção extracelular do recetor

e pequenas moléculas inibidoras da tirosina quinase com especificidade para o IGF-IR.

Abreviaturas: ERK, quinase relacionada com o sinal extracelular; IGF, fator de

crescimento semelhante à insulina; IGF-IR, recetor de IGF-I; IRS, substrato do recetor

de insulina; MAPK, proteína quinase activada por mitogénio; MEK, quinase MAPK-

ERK; PI3K, fosfatidilinositol 3 quinase; TOR de mamíferos, alvo da rapamicina.

Acções

O sistema IGF desempenha um papel fundamental no crescimento e

desenvolvimento normais em humanos e animais. Durante a puberdade, níveis

elevados de esteróides sexuais estimulam a produção de GH, levando a um aumento da expressão hepática de IGF-I e dos níveis séricos de IGF-I.

As concentrações plasmáticas de IGF-I (ou IGFBP-3) têm sido associadas a um maior risco de vários tipos de cancro, sendo os dados mais convincentes observados em grandes estudos prospectivos sobre cancro da mama, do cólon, da próstata e do pulmão.

O IGF desempenha um papel na iniciação, progressão e metástase do cancro. No modelo de adenocarcinoma transgénico da próstata do rato (TRAMP), a sobreexpressão selectiva do ADN do IGF-I humano nas células epiteliais basais da próstata resulta na sobreexpressão do IGF-IR nestas células e no desenvolvimento espontâneo do cancro da próstata.[46]

Fator de crescimento de fibroblastos

O fator de crescimento dos fibroblastos (FGF) tem demonstrado efeitos potenciais na reparação e regeneração dos tecidos. Foi originalmente identificado como uma proteína capaz de promover a proliferação de fibroblastos e atualmente sabe-se que inclui 22 membros.

O fator de crescimento, que foi descoberto pela primeira vez em extractos da hipófise em 1973, é amplamente expresso em células e tecidos. O FGF ácido (FGF1) e o FGF básico (FGF2) foram originalmente isolados do cérebro e da glândula pituitária como factores de crescimento para fibroblastos. Desde então, foram identificados ou isolados pelo menos 22 FGFs distintos. Os FGFs foram encontrados tanto em vertebrados como em invertebrados. Muitos genes de FGF foram identificados em vertebrados, incluindo dez FGFs no peixe-zebra (FGF2-4, 6, 8, 10, 17a, 17b, 18, 24), seis em *Xenopus* (FGF2-4, 8-10), 13 em galinhas (FGF1-4, 8-10, 12, 13, 16, 18-20), 22 em ratos (FGF1-18, 20-23) e humanos (FGF1-14, 16-23), enquanto que apenas três genes FGF de *Drosophila* e dois genes FGF de *Caenorhabditis elegans* foram observados em invertebrados [10]. Os FGFs humanos contêm 22 membros: FGF1, FGF2, FGF3 (INT2), FGF4, FGF5, FGF6, FGF7 (KGF), FGF8 (AIGF), FGF9, FGF10, FGF11, FGF12, FGF13, FGF14, FGF16, FGF17, FGF18, FGF19, FGF20, FGF21, FGF22 e FGF23.[47]

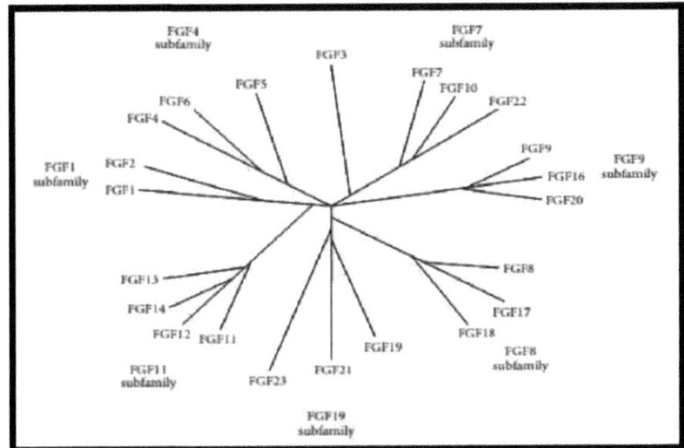

Fig. 12.1 Árvore filogenética da família FGF humana.[47]

A família de genes FGF humanos pode ser dividida em sete subfamílias contendo dois a

quatro membros cada. Os comprimentos das ramificações são proporcionais à distância

evolutiva entre cada 47

gene.[47]

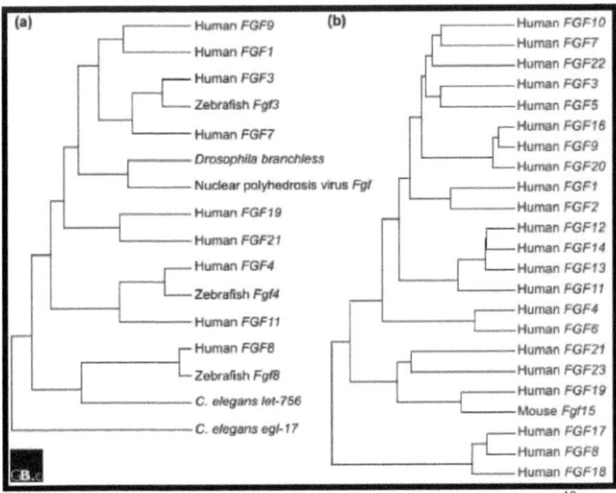

Fig. 12.2 Relações evolutivas dentro da família FGF[48]

(a) Relações evolutivas aparentes entre FGFs de vertebrados, invertebrados e um vírus.

Foram seleccionadas sequências de aminoácidos de nove FGFs representativos de

69

humanos e comparadas com FGFs de *Drosophila, C. elegans,* peixe-zebra e vírus da poliedrose nuclear de *Autographa californica.* **(b)** Relações evolutivas aparentes dos 22 FGFs humanos e murinos conhecidos. As sequências foram alinhadas utilizando o software de análise de sequências Genetyx e as árvores foram construídas a partir dos alinhamentos utilizando o método de junção de vizinhos.[48]

Estrutura

Características estruturais do polipéptido do fator de crescimento dos fibroblastos. O terminal amino de alguns factores de crescimento de fibroblastos contém uma sequência de sinalização (sombreada). Todos os factores de crescimento dos fibroblastos contêm uma região central que contém resíduos de aminoácidos conservados e motivos estruturais conservados. As localizações das cadeias na região do núcleo estão numeradas e representadas em caixas pretas. A região de ligação à heparina (cor-de-rosa) inclui resíduos no loop entre as cadeias 1 e 2 e nas cadeias 10 e 11. Os resíduos que contactam com o FGFR estão representados a verde (a região que contacta com o domínio Ig 2 do recetor), a azul (que contacta com o domínio Ig 3) e a vermelho (que contacta com a região de splicing alternativo do domínio Ig 3). Os resíduos de aminoácidos que contactam com a região de ligação são mostrados a cinzento. **(b)** Estrutura tridimensional do FGF2, um membro prototípico da família FGF. É apresentado um diagrama de fita do FGF2; as cadeias estão identificadas de 1 a 12 e as regiões de contacto com o FGFR e a heparina estão codificadas por cores. [48]

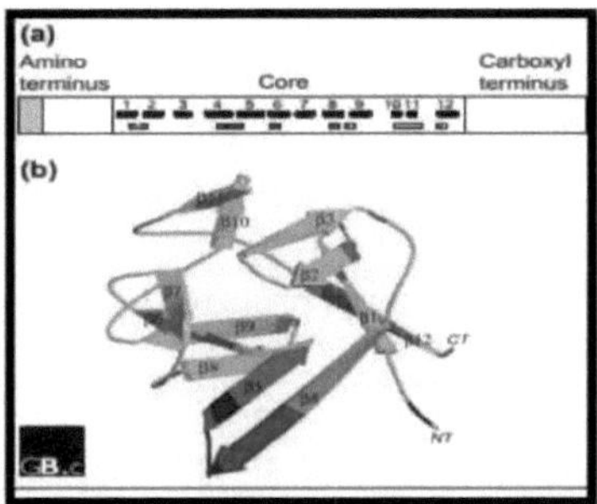

Fig. 12.3 Estrutura do FGF[48]

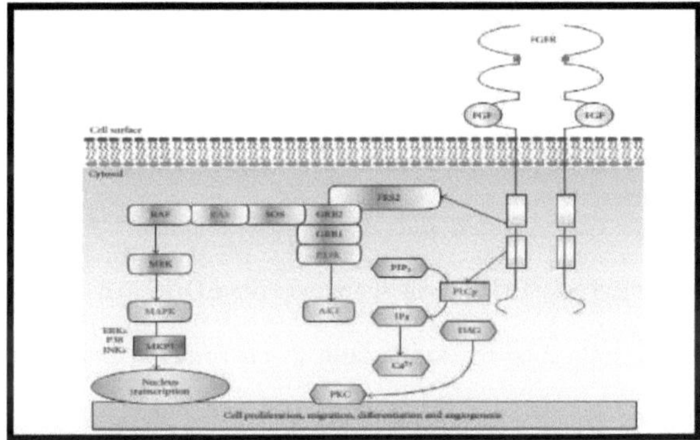

Fig. nº. 12.4 Via de sinalização do FGF.[47]

Via de sinalização do fator de crescimento dos fibroblastos.

Os factores de crescimento de fibroblastos de mamíferos exercem as suas funções fisiológicas através da ligação aos seus receptores e regulam as vias de desenvolvimento, controlando eventos como a formação do padrão mesodérmico no embrião inicial através do desenvolvimento de múltiplos sistemas de órgãos. A família dos factores de crescimento dos fibroblastos dos mamíferos é composta por 18 ligandos que desencadeiam as suas acções através de quatro receptores transmembranares de tirosina quinase altamente conservados (FGFR1, FGFR2, FGFR3 e FGFR4). Quatro FGFRs foram identificados em humanos e ratos e codificam receptores tirosina-quinases *(ca.* 800 aminoácidos) que contêm um domínio extracelular de ligação ao ligante com três

71

domínios de imunoglobulina (I, II e III), um domínio transmembranar e um domínio tirosina-quinase intracelular dividido. Os FGFRs são expressos em muitos tipos diferentes de células e regulam comportamentos celulares chave, como a proliferação, diferenciação e sobrevivência, o que torna a sinalização FGF suscetível de ser subvertida pelas células cancerígenas. Ao contrário de outros factores de crescimento, os FGFs actuam em conjunto com a heparina ou o proteoglicano de sulfato de heparano (HSPG) para ativar os FGFRs e induzir as respostas pleiotrópicas que levam a uma variedade de respostas celulares. [48]

O fator de crescimento dos fibroblastos estimula a fosforilação da tirosina da proteína de acoplamento FRS, seguindo-se a formação do complexo GRB2- SHP2-GAB-1, que resulta na ativação da via RAS-MAP quinase e da via PI3 quinase/AKT. Na via PLCy, a *PLCy* activada hidrolisa o fosfatidilinositol, gerando IP3 e DAG, o que resulta na ativação da PKC. FRS2: substrato 2 do recetor do fator de crescimento dos fibroblastos, GRB: fator de permuta de nucleótidos de guanina, SOS: filho de sete, RAS: proteína G monomérica, RAF: quinase, MEK: quinase, MKP1: MAP quinase fosfatase, PIP2: fosfatidilinositol-bisfosfato, IP3: inositol trifosfato, DAG: diacilglicerol, PKC: proteína quinase C.[48]

Sistemas de entrega para o fator de crescimento de fibroblastos

Devido às suas funções e papéis biológicos específicos, o fator de crescimento dos fibroblastos tem potencial para ser aplicado para induzir a regeneração de um vasto espetro de tecidos, incluindo pele, vasos sanguíneos, músculo, adiposo, tendão/ligamento, cartilagem, osso, dente e tecidos nervosos. Para tirar o máximo partido do fator de crescimento dos fibroblastos, é essencial desenvolver materiais e substratos adequados para os conter e entregar em regiões defeituosas, permitindo depois a sua libertação a um ritmo controlável e sustentável. Foi estudada uma vasta gama de biomateriais, incluindo polímeros sintéticos e naturais e até matrizes de tecidos, como materiais candidatos para transportar FGFs e obter a sua eficácia terapêutica.

Scaffolds porosos: Muitos polímeros naturais, como o colagénio, o alginato, a fibrina, a seda, o quitosano e os glicosaminoglicanos (GAG), são tecidos biologicamente bem definidos. Os polímeros sintéticos, principalmente os que são degradáveis, como o poli(ácido lático), o poli(ácido glicólico), a poli(caprolactona) e os seus copolímeros, também foram bem desenvolvidos em suportes porosos através de muitas vias de processamento possíveis, compatíveis e degradáveis; por conseguinte, são considerados materiais viáveis para a ingestão de factores de crescimento dentro das estruturas.

Hidrogéis: o colagénio, a gelatina, a fibrina e os glicosaminoglicanos são os hidrogéis mais utilizados na regeneração de tecidos e na administração de medicamentos. Os polímeros de hidrogel sintéticos podem ser formados com várias composições, incluindo poli(etilenoglicol) (PEG), poli(álcool vinílico) (PVA) e poli(metacrilato de hidroxietilo) (PHEMA).[48]

Tabela 12.1 Funções dos factores de crescimento dos fibroblastos[47]

Function	Subfamily related to the function	Target cell
Cell proliferation	FGF1, FGF2	Preadipocyte Endothelial cell, epithelial cell, fibroblast cell, neural stem cell
	FGF4	Trophoblast stem cell
	FGF7, FGF10	Epithelial cell
	FGF18	Osteoblast, chondrocytes, osteoclast
Cell migration	FGF2]	Astrocyte, myogenic cell
	FGF4	Myogenic cell
	FGF7	Epithelial cell, keratinocyte
	FGF8	Neural crest cell
Cell differentiation	FGF1, FGF2	Neuroepithelial
	FGF7	Keratinocyte
	FGF20	Monkey stem cell
Angiogenesis	FGF1, FGF2	Endothelial cell

Os factores estimulantes das colónias

Os factores estimulantes das colónias (CSF) são os principais reguladores das

populações de granulócitos e de macrófagos. que existiam, de facto, quatro tipos

distintos de CSF, agora designados pelos principais tipos de formação de colónias

estimuladas pela sua ação - o fator estimulante das colónias de granulócitos e

macrófagos (GM-CSF), o fator estimulante das colónias de granulócitos (GCSF), o

fator estimulante das colónias de macrófagos (M-CSF) e o fator estimulante das

colónias multipotenciais (mais vulgarmente designado por interleucina-3). A

purificação e a clonagem dos factores estimuladores de colónias foram conseguidas

entre 1977 e 1986. Foi demonstrado que os factores estimuladores de colónias são

glicoproteínas com um peso molecular de 18-70.000. Ao contrário da eritropoietina, a

porção de hidratos de carbono dos factores estimuladores de colónias não é necessária

para a atividade biológica *in vitro* ou *in vivo* e apenas prolonga a semi-vida das

moléculas *in vivo*.

Os factores estimuladores de colónias actuam através de receptores de membrana

específicos que definem os alvos capazes de responder. Apesar de as células-alvo terem

relativamente poucos receptores (aproximadamente algumas centenas por célula), os

factores estimuladores de colónias apresentam uma atividade específica extremamente

elevada, sendo activos a concentrações picomolares. [51]

Dois receptores de factores estimuladores de colónias (para G-CSF e M-CSF) são

homodímeros, um dos quais (o recetor M-CSF) tem atividade de tirosina quinase. Os

receptores para os outros dois (GM-CSF e IL-3) são heterodímeros que partilham uma cadeia β de sinalização comum.

As cinco principais acções dos CSFs nas populações de granulócitos-macrófagos que respondem. Várias regiões diferentes dos receptores de membrana cognatos do LCR são necessárias para iniciar as várias respostas:

(a) Os factores estimuladores de colónias evitam a morte da população através da supressão da apoptose,

(b) Os factores estimulantes de colónias são necessários para estimular todas as divisões celulares de uma forma sensível à dose,

(c) Os factores estimuladores de colónias têm alguma capacidade de influenciar as decisões de compromisso de linhagem,

(d) Os factores estimuladores de colónias podem iniciar e regular a maturação das células nestas linhagens.

(e) Têm importantes acções estimulantes sobre a função das células terminais maduras, por exemplo, aumentando a fagocitose pelos neutrófilos ou estimulando os macrófagos a aumentar a atividade fagocítica ou a produzir várias citocinas.[51]

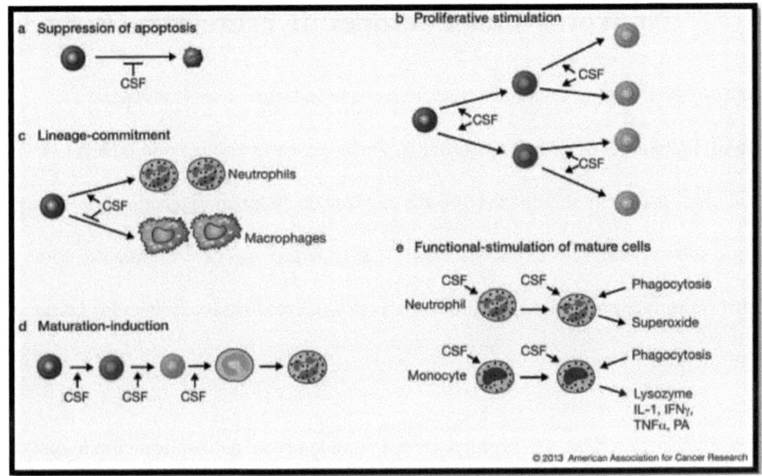

Fig. nº. 13.1 As cinco grandes acções do QCA [51]

Usos clínicos dos CSFs

Os efeitos estimulantes facilmente demonstráveis do G-CSF e do GM-CSF nas

populações de macrófagos granulócitos levaram a que a FDA autorizasse a utilização de

ambos os agentes nos casos em que a quimioterapia tivesse causado danos na medula

óssea e neutropenia. Para este efeito, o G-CSF isolado tem sido utilizado no tratamento

de 10 a 20 milhões de doentes com cancro e em outros doentes com neutropenia devida

a outras causas ou a infecções graves.[52]

Neurotrofinas Factores de crescimento

As neurotrofinas são uma família de proteínas que induzem a sobrevivência, o desenvolvimento e a função dos neurónios. Pertencem a uma classe de factores de crescimento, proteínas segregadas que são capazes de sinalizar determinadas células para que sobrevivam, se diferenciem ou cresçam. Os factores de crescimento, como as neurotrofinas, que promovem a sobrevivência dos neurónios são conhecidos como factores neurotróficos.

Os factores neurotróficos são segregados pelo tecido alvo e actuam impedindo que o neurónio associado inicie a morte celular programada - permitindo assim que os neurónios sobrevivam. As neurotrofinas também induzem a diferenciação de células progenitoras, formando neurónios. [53]

Tipos:

- Fator de crescimento dos nervos

- Fator neurotrófico derivado do cérebro

- Neurotrofina-3

- Neurotrofina-4

2 classes de receptores diferentes:

A família de receptores tirosina-quinases relacionados com a tropomiosina (Trk) (TrkA,

TrkB e TrkC) e o recetor p75, um membro da superfamília de receptores do fator de

necrose tumoral.
Acções:

As neurotrofinas regulam a morte e a sobrevivência das células através da ativação dos

receptores Trk e/ou do recetor p75 das neurotrofinas. Tem sido referido que as

neurotrofinas também são produzidas a partir de células não neuronais, como

leucócitos, osteoblastos ou fibroblastos, e actuam de muitas outras formas em células

não neuronais. A expressão de neurotrofinas durante a consolidação de fracturas ósseas

é especialmente interessante, e as neurotrofinas estão agora implicadas na regeneração

de tecidos duros. É bem sabido que as neurotrofinas e os seus receptores são expressos

no desenvolvimento dos dentes. Estudos recentes descobriram que as neurotrofinas e os

receptores Trk são expressos em linhas celulares osteoblásticas de ratos. As células do

ligamento periodontal humano, os fibroblastos gengivais humanos e os queratinócitos

gengivais humanos expressaram mRNA para NGF e TrkA. A secreção de péptidos NGF

bioactivos das células do ligamento periodontal humano e dos queratinócitos gengivais

humanos foi confirmada por bioensaio utilizando células PC12 (células de

feocromocitoma da suprarrenal do rato). A expressão de NGF e TrkA. mRNA foi

regulada pela interleucina (IL)-1beta. O NGF aumentou a síntese de DNA e a expressão

de mRNA para proteínas relacionadas ao osso, fosfatase alcalina e osteopontina em

células do ligamento periodontal humano.[53]

Tabela no. 14.1: O papel do Fator de Crescimento Nervoso (NGF) em diferentes processos que ocorrem durante a cicatrização de feridas em epitélios escamosos (pele e mucosa oral).[54]

Process in Wound Healing	Effects of NGF
Restitution	Cellular spreading, motility, re-establishment of epithelial barrier function
Cell survival	Up-regulation of anti-apoptotic proteins
Cellular proliferation	Proliferation of keratinocytes, endothelial cells and fibroblasts
Inflammation	Expression of adhesion molecules on endothelial cells, release of inflammatory mediators from basophils and mast cells, chemotaxis of neutrophils, formation of granulation tissue, angiogenesis
Tissue remodeling	Up-regulation of expression of matrix metalloproteinases, differentiation of fibroblasts into myofibroblasts, fibroblast contraction, apoptosis of myofibroblasts

Derivados de plaquetas na terapia periodontal

As plaquetas desempenham um papel crucial na hemostase e na cicatrização de feridas, os factores de crescimento plaquetário são uma fonte bem conhecida de citocinas cicatrizantes. Foram desenvolvidas e aplicadas em medicina dentária numerosas técnicas de concentrados de plaquetas autólogas. As plaquetas são fragmentos citoplasmáticos anucleados derivados de megacariócitos da medula óssea e medem 2-3 mm de diâmetro. Contêm muitos grânulos, poucas mitocôndrias e duas estruturas de membrana proeminentes, o sistema canalicular ligado à superfície e o sistema tubular denso.

Os grânulos A são estruturas esféricas ou ovais com diâmetros que variam entre 200 e 500 nm, cada uma rodeada por uma membrana unitária. Formam uma reserva de armazenamento intracelular de proteínas vitais para a cicatrização de feridas, incluindo

- Fator de crescimento derivado das plaquetas (PDGF),

- Fator de crescimento transformador (TGFβ),

- Fator de crescimento semelhante à insulina (IGF-I).

Os grânulos α fundem-se com a membrana da célula plaquetária após a ativação. Pelo menos algumas proteínas secretoras são transformadas num estado bioativo. As proteínas activas são então segregadas, o que lhes permite ligarem-se a receptores transmembranares das células alvo. Uma vez ligados, as proteínas sinalizadoras intracelulares são activadas. Isto resulta na expressão de uma sequência genética que dirige a proliferação celular, a síntese de colagénio e a produção de osteoide. Os factores de crescimento plaquetários são uma fonte bem conhecida de citocinas

cicatrizantes, utilizáveis para aplicações clínicas. Foram desenvolvidas numerosas

técnicas de concentrados de plaquetas autólogas. Estas técnicas conduzem finalmente a

um concentrado de fibrina e de plaquetas para aplicação tópica. O sangue é recolhido

com anticoagulante, depois centrifugado (frequentemente em duas etapas) para eliminar

os glóbulos vermelhos e uma parte do plasma acelular inútil, e para recolher

principalmente uma base de plaquetas. Estas últimas são novamente colocadas em

solução num pouco de plasma (rico em fibrinogénio), sendo depois injectadas no local

da cirurgia, na maioria das vezes na presença de cálcio e de trombina bovina

(desencadeando a polimerização do fibrinogénio em fibrina e a ativação das

plaquetas).[55]

Selantes de fibrina (FS)

Os primeiros aditivos cirúrgicos a serem utilizados foram os selantes de fibrina,

disponíveis comercialmente na Europa desde finais da década de 1970. Os selantes de

fibrina, "colas de fibrina" ou adesivos de tecido de fibrina são derivados do plasma

humano que imitam as fases finais da coagulação do sangue, formando um coágulo de

fibrina. São utilizados para hemostasia tópica e selagem de tecidos e como agentes de

fusão para substitutos ósseos particulados. O risco de infeção cruzada dos adesivos

comerciais (Tisseel, Baxter healthcare) levou ao desenvolvimento de selantes de fibrina

autólogos a partir do

plasma do próprio doente. No entanto, o seu fabrico resultou em propriedades

reológicas menos reprodutíveis ou menos satisfatórias.

Tipos de Selantes de Fibrina, (FS)

(1)   FS homólogo (comercial): estes estão disponíveis como preparações liofilizadas de dois componentes:

• Um concentrado de fibrinogénio/fibronectina/fator XIII dissolvido numa solução antifibrótica (normalmente aprotinina).

• Concentrado de trombina dissolvido em cloreto de cálcio diluído.

A mistura dos dois componentes imita a última fase da cascata de coagulação, resultando num coágulo de fibrina independente da via de coagulação do doente. O componente de fibrinogénio contém o fator XIII e o componente de trombina contém iões de cálcio (Ca). O fator XIII, ativado pela trombina na presença de iões de Ca, catalisa a ligação cruzada entre as moléculas de fibrina, resultando numa matriz de fibrina insolúvel ligada de forma cruzada.

Os concentrados de fibrinogénio homólogos são preparados a partir de crioprecipitado de plasma ou da fração I de Cohn.

(2)   FS autólogo: Devido ao risco de transmissão de agentes infecciosos, os selantes de fibrina foram preparados a partir do plasma total do próprio doente. A polimerização da fibrina é sempre iniciada com trombina bovina.

Aplicações clínicas:

• Tratamento de defeitos intra-ósseos.

• Aumento do rebordo alveolar.

• Tratamento da recessão.

• Regeneração óssea com implantes dentários.

• Aumento do fundo do seio.

- Tratamento de feridas de extração

Limitações

• A composição e as características dos selantes (comerciais, homólogos, autólogos) variam.

• Os selantes de fibrina autólogos são geralmente mais fracos e têm menor resistência a tensões físicas do que os selantes comerciais.

• Os efeitos benéficos dos selantes de fibrina para os tecidos moles estão bem documentados, mas a sua contribuição para a cirurgia óssea e a cirurgia periodontal continua a ser controversa.

• A cola de fibrina requer a pré-dádiva ou o processamento dispendioso de sangue autólogo ou a utilização de produtos sanguíneos homólogos que podem estar associados a um risco de transmissão viral[55]

Plasma rico em plaquetas - Concentrados de plaquetas de primeira geração

A utilização de produtos autólogos com elevadas concentrações de plaquetas, como o plasma rico em plaquetas (PRP), os concentrados de plaquetas (PC) e os géis de plaquetas, foi desenvolvida para combinar as propriedades selantes da fibrina com os efeitos dos factores de crescimento das plaquetas - proporcionando um sistema ideal de administração de factores de crescimento no local da lesão. O fundamento científico subjacente à utilização destas preparações reside no facto de se saber que os factores de crescimento desempenham um papel crucial nos mecanismos de reparação dos tecidos duros e moles. O PRP é uma fonte natural de moléculas de sinalização e, após a ativação das plaquetas no PRP, os grânulos P são degranulados e libertam os factores de crescimento e as citocinas que irão modificar o microambiente pericelular. Alguns dos factores de crescimento mais importantes libertados pelas plaquetas no PRP incluem

- Factores de crescimento endotelial vascular,

- Factores de crescimento de fibroblastos,
- Factores de crescimento derivados de plaquetas ,
- Factores de crescimento epidérmico,
- Factores de crescimento dos hepatócitos ,
- Factores de crescimento semelhantes à insulina,
- 1, 2 (igf-1, igf-2) factores de crescimento,
- Metaloproteinases de matriz 2, 9,
- Interleucina 8.[57]

-

Técnica

- O sangue venoso é colhido com anticoagulante para evitar a ativação e a degranulação das plaquetas.

- A primeira centrifugação ("soft spin") permite a separação do sangue em 3 camadas distintas.

- Com uma seringa esterilizada, o médico aspira

plasma pobre em plaquetas (PPP), plasma rico em plaquetas (PRP) e alguns

glóbulos vermelhos (que são sistematicamente atraídos durante a operação).

- Este segundo tubo é submetido a uma nova centrifugação, supostamente mais longa e mais rápida do que a primeira ("hard spin"). Isto permite concentrar as plaquetas a

no fundo do tubo e, em seguida, para obter novamente 3 camadas distintas.

- Nesta fase, torna-se fácil recolher o PRP. Com uma seringa, o médico pode eliminar a maior parte do PPP, deixando apenas soro suficiente para colocar as plaquetas concentradas em suspensão. Em seguida, agita suavemente a unidade para obter um cPRP (plasma concentrado rico em plaquetas) pronto a utilizar.

- O cPRP é então misturado com trombina bovina e cloreto de cálcio no momento da aplicação, com a ajuda de uma seringa misturadora. A gelificação do concentrado de plaquetas ocorre então rapidamente: O fibrinogénio também é concentrado durante a preparação da cPRP, e a sua polimerização constitui uma matriz de fibrina com propriedades hemostáticas e adesivas particularmente interessantes[55]

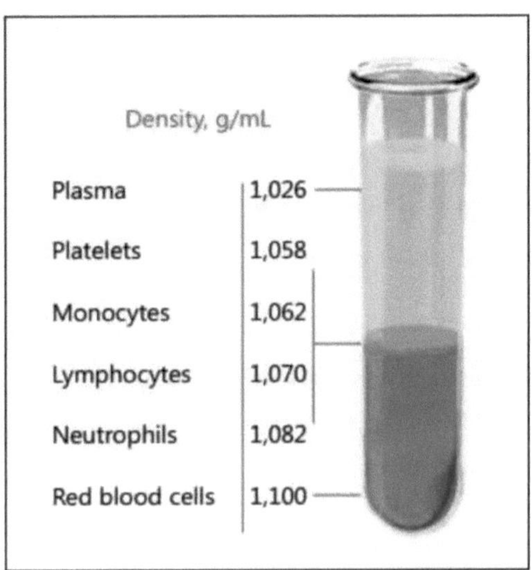

Fig. nº. 15.1 Após a centrifugação, os componentes do sangue (glóbulos vermelhos, leucócitos e plaquetas) são separados do plasma devido às suas diferentes densidades.[57]

Em 2009, Dohan Ehrenfest et al. propuseram uma classificação de 4 famílias principais de preparações segundo 2 parâmetros principais: presença ou ausência de um conteúdo celular (como leucócitos) e a arquitetura da fibrina:

1. PRP puro ou PRP pobre em leucócitos: a preparação obtida não contém leucócitos e apresenta uma rede de fibrina de baixa densidade após a ativação.

2. Leucócitos e PRP: as preparações contêm leucócitos e apresentam uma fibrina de baixa densidade

rede após a ativação.

3. PRF puro ou PRF pobre em leucócitos: as preparações não contêm leucócitos e

possuem uma rede de fibrina de alta densidade. Ao contrário do PRP puro ou do PRP com leucócitos, estes produtos não podem ser injectados e existem sob a forma de gel ativado.[58]

4. Fibrina rica em leucócitos e PRF: os produtos são preparações com leucócitos e com uma rede de fibrina de alta densidade.

Aplicações clínicas:

- Em procedimentos de elevação do seio maxilar.

- Aumentos de crista.

- Preserva as tomadas.

- Reparação da fenda palatina alveolar.

- Reparação de fístulas orais/nasais.

- Defeitos intra-ósseos.

- Cirurgias de reconstrução do maxilar.

- Procedimentos em tecidos moles como enxertos gengivais, enxertos subepiteliais, etc., devido à sua propriedade de aumentar a cicatrização dos tecidos moles.[55]

Vantagens do gel de plaquetas e do PRP em relação aos selantes de fibrina

- Preparação autógena segura, livre de preocupações com doenças transmissíveis como o VIH, a hepatite, a febre do Nilo Ocidental e a doença de Creutzfeld-Jacob (doença das vacas loucas).

- É conveniente para o doente, uma vez que o sangue é colhido no período pré-operatório imediato.

- Há mais doentes elegíveis para este procedimento porque os critérios de doação dos bancos de sangue não têm de ser cumpridos, o que inclui crianças até aos 6 anos de idade, pesos até 25 kg, idosos e pessoas cujo estado de saúde impediria o banco de sangue de colher uma unidade de sangue total.

- A presença de plaquetas traz citocinas e factores de crescimento para o local da cirurgia de uma forma que não ocorreria com a cola de fibrina.[55]

Fibrina rica em plaquetas (PRF) - Concentrado de plaquetas de segunda geração

A fibrina rica em plaquetas (PRF) foi desenvolvida pela primeira vez em França por Choukroun et al. em 2001. Este concentrado de plaquetas de segunda geração elimina o risco associado à utilização de trombina bovina.[56]

O protocolo de preparação da PRF:

Colhe-se uma amostra de sangue sem anticoagulante num tubo de 10 ml, que é imediatamente centrifugado numa centrífuga de mesa a 3.000 rpm (aproximadamente 400 g) durante 10 minutos.[56]

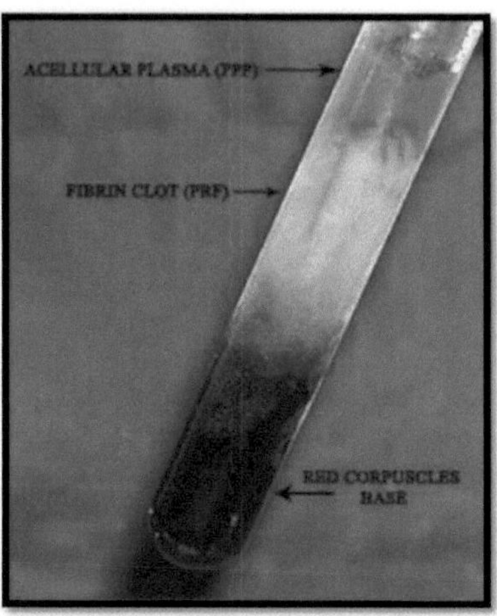

Fig. nº. 15.2 O processamento do sangue após a centrifugação permite a composição de um coágulo de fibrina estruturado no meio do tubo, entre os glóbulos vermelhos na parte inferior e o plasma acelular na parte superior.[55]

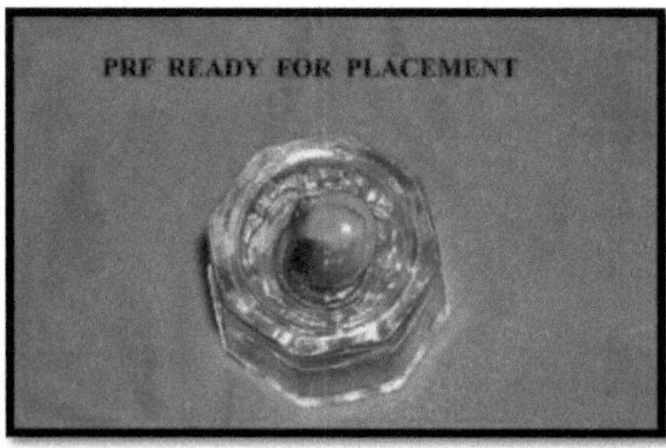

Fig. nº. 15.3 PRF separado da camada de PPP e RBC, pronto para ser colocado como enxerto isolado ou em combinação com enxerto ósseo.[55]

A ausência de anticoagulante implica a ativação, em poucos minutos, da maioria das plaquetas da amostra de sangue em contacto com as paredes do tubo e a libertação das cascatas de coagulação. O fibrinogénio é inicialmente concentrado na parte superior do tubo, antes de a trombina circulante o transformar em fibrina. Obtém-se então um coágulo de fibrina no meio do tubo, mesmo entre os glóbulos vermelhos na parte inferior e o plasma acelular na parte superior.

Factores de crescimento presentes no PRF[58]

TGFβ-1: Agente de fibrose. Foi demonstrado que pode estimular a proliferação de osteoblastos com a mesma facilidade com que provoca a sua inibição.

PDGFs: Estimulante de linhagens mesenquimatosas. Os PDGFs (factores de crescimento derivados das plaquetas) são reguladores essenciais para a migração, proliferação e sobrevivência das linhagens de células mesenquimatosas.

O IGF: agente protetor das células. Os factores de crescimento semelhantes à insulina (IGFs) I e II são reguladores positivos da proliferação e diferenciação da maioria dos tipos de células, o que infelizmente inclui as células tumorais (que utilizam o sistema IGF para aumentar o seu potencial de sobrevivência).

As citocinas que estão presentes nos concentrados de plaquetas desempenham um papel importante na cicatrização de feridas. A configuração estrutural do PRF no que respeita à incorporação de citocinas nas malhas de fibrina é diferente da presente no PRP. O coágulo de PRF é produzido por um processo de polimerização natural durante a centrifugação, e a sua arquitetura natural de fibrina parece ser responsável por uma libertação lenta de factores de crescimento e glicoproteínas da matriz durante ≥7 dias. O PRF é enriquecido com plaquetas, factores de crescimento e citocinas, aumentando o potencial de cicatrização de tecidos duros e moles. O PRF pode promover a cicatrização de defeitos ósseos através dos seguintes mecanismos. O PRF promove a expressão da proteína quinase regulada pelo sinal extracelular fosforilada (p-ERK) e estimula a produção de osteoprotegerina (OPG) que, por sua vez, provoca a proliferação de osteoblastos. O PRF induz a proliferação celular de osteoblastos, células do ligamento periodontal e factores de crescimento durante um período de cultura de 3 dias e suprime o crescimento das células epiteliais orais. Estas acções específicas do tipo de células podem ser benéficas para a regeneração periodontal.[30] As potenciais indicações clínicas do PRF na cirurgia oral e maxilofacial são numerosas, incluindo, por exemplo, a melhoria da cicatrização de tecidos moles e a proteção e remodelação de enxertos ósseos. Também é útil para a proteção da membrana Schneideriana16 ou como único material de enchimento osteocondutor durante um procedimento de elevação do seio maxilar. Na cirurgia plástica, os coágulos de PRF são frequentemente utilizados diretamente para preencher cavidades18 ou misturados com um enxerto de adipócitos durante uma lipoestrutura. As membranas também podem ser úteis para pequenas cirurgias otológicas.[59]

Tabela no. 15.1: Diferença entre os concentrados de plaquetas de primeira e segunda geração[55]

First generation—cPRP	Second generation—PRF
Use of bovine thrombin and calcium chloride (anticoagulants)	No anticoagulants used
Sudden fibrin polymerization-depending on the amount of surgical additives (thrombin and calcium chloride)	Slow natural polymerization on contact with glass particles of the test tube results in physiologic thrombin concentration
3-D organization of a fibrin network-condensed tetra molecular or bilateral junctions constituted with strong thrombin concentrations, allows the thickening of fibrin polymers: this leads to a rigid network, not very favorable to cytokine enmeshment and cellular migration	3-D network-connected trimolecular or equilateral junctions-allows the establishment of a fine and flexible fibrin network able to support cytokines enmeshment and cellular migration
The 3-D structure provides great resistance of such a gel, appropriate to firmly seal biologic tissues	The 3-D structure gives elasticity and flexibility to the PRF membrane

Estudos recentes

- **Atsushi Kubota et al, em 2017,** observaram que, no procedimento de aumento do seio maxilar, a adição de rhPDGF-BB ao osso bovino esponjoso desproteinizado foi capaz de acelerar o período de cicatrização em seios maxilares com mínimo osso nativo. Foi demonstrado que a adição de rhPDGF-BB à matriz de colagénio de osso bovino anorgânico estimula a proliferação e a fixação de células osteoblásticas.[61]

- **Schorn et al, em 2017,** sugeriram que a combinação de rhBMP-2 e VEGF aplicada localmente utilizando um suporte de colagénio aumenta a geração de osso vertical em torno do implante in vivo.[62]

- **Ulrike Kuchler, et al em 2017** descobriram que o conceito de que a aplicação crestal da proteína morfogenética óssea humana recombinante 2 (rhBMP-2) juntamente com um transportador de colagénio absorvível (ACS) rhBMP-2/ACS permite a formação óssea no seio maxilar atrófico.[63]

- **Yung-Ting Hsu et al, em 2017,** sugeriram que a presença de rhBMP-2 num enxerto composto permite um aumento do ganho vertical, com formação de osso ectópico sobre a malha de titânio em comparação com locais sem rhBMP-2. A partir da análise histológica, a rhBMP-2 induziu a formação de osso vital dentro de quatro meses do período de cicatrização.[64]

- **CM Anitha, em 2017, observou que** o desbridamento periodontal cirúrgico, juntamente com a colocação de PRF em combinação com hidroxiapatite nanocristalina em defeitos angulares dos indivíduos, mostrou uma diminuição da profundidade da bolsa de sondagem, um ganho no nível de fixação e preenchimento ósseo radiográfico em comparação com a linha de base.[65]

- **Antonio Cortese, em 2017,** descobriu que a técnica de crista dividida modificada combinada com PRF parecia ser fiável, segura e melhorar o resultado clínico de pacientes com deficiência horizontal das cristas alveolares em comparação com as técnicas de implantação tradicionais, evitando a perda de altura alveolar relacionada com a inserção mais profunda de implantes mais pequenos.[66]

- **Lee et al, em 2017,** observaram que a aplicação em série de BMP2 e FGF2 exerce um efeito sinérgico na regeneração dos tecidos periodontais ao longo do tempo e, por conseguinte, pode ser utilizada como uma nova modalidade de tratamento em futuras aplicações que exijam uma melhor regeneração dos tecidos periodontais.[67]

- **Momose et al., em 2016,** descobriram que a utilização de um andaime de hidrogel de colagénio em combinação com o fator de crescimento de fibroblastos 2 na cicatrização de feridas periodontais, utilizando um modelo de defeito de furca de classe II, mostrou que a cicatrização do osso alveolar e da ligação periodontal foi fortemente promovida pela implantação do andaime. Além disso, o scaffold de hidrogel carregado com o fator de crescimento de fibroblastos 2 suprimiu consistentemente a cicatrização aberrante, como o crescimento epitelial, a anquilose e a reabsorção radicular. O scaffold carregado com FGF2 foi bioeficaz na engenharia de tecidos periodontais.[68]

Kammerer et al, em 2016, descobriram que a adição de rhPDGF-BB diminui as propriedades iniciais de cicatrização da crista óssea e medular em torno de implantes dentários. Numa fase posterior, foi observado um aumento da área cortical, bem como um aumento da formação óssea medular. Esta resposta é suscetível de proporcionar uma maior estabilidade secundária e estabilidade em situações sub-óptimas envolvendo osso de fraca qualidade.[69]

Resumo

A proliferação e migração de células do ligamento periodontal e a síntese de matriz extracelular, bem como a diferenciação de cementoblastos e osteoblastos, são pré-requisitos para a obtenção da regeneração periodontal, pelo que o FG pode representar um potencial auxiliar nas tentativas de regeneração do periodonto. Para que a regeneração seja alcançada, as células que ocupam a ferida devem ser do mesmo tipo e orientadas no mesmo padrão que as células que originalmente ocupavam esse espaço. Além disso, a matriz extracelular produzida por essas células deve ser do mesmo tipo e orientação e deve formar a mesma estrutura que as que estavam presentes antes da ocorrência do insulto. Na cicatrização periodontal, ocorre a justaposição dos tecidos conjuntivos mineralizados e não mineralizados. Seis tecidos estão envolvidos na regeneração dos tecidos periodontais, nomeadamente o epitélio gengival, o tecido conjuntivo gengival, o ligamento periodontal, o osso alveolar, o cemento e toda a vasculatura correspondente

Para que a regeneração do periodonto ocorra, todos estes componentes devem voltar à sua posição e arquitetura originais. Assim, as células que formam estes tecidos devem repovoar o local da ferida e produzir a matriz adequada. Para que o fator de crescimento afecte a regeneração periodontal, deve ser capaz de estimular a formação de tecidos mineralizados.

Uma combinação de factores de crescimento pode estimular mais eficazmente estes processos de regeneração do que qualquer fator de crescimento isolado. Esta combinação pode consistir num fator que promova a formação de tecido mineralizado (osso e cemento) e noutro fator que estimule a formação do tecido conjuntivo não mineralizado, ou seja, o ligamento periodontal do tecido conjuntivo gengival.

A principal limitação da administração de factores de crescimento nos locais das feridas periodontais é a atividade biológica extremamente curta dos factores in vivo. Este fenómeno deve-se, presumivelmente, à degradação proteolítica, à rápida difusão e à solubilidade do veículo de entrega no ambiente de cicatrização da ferida.

Conclusão

Os factores de crescimento são um grupo de proteínas naturais que apresentam propriedades locais variadas e potentes. Estas moléculas são reguladores-chave de acontecimentos biológicos como a migração, a ligação e a proliferação de quase todos os tipos de células. Estas propriedades levaram à proposta de que desempenham um papel importante na cicatrização de feridas e na regeneração dos tecidos. As proteínas de ligação que ocorrem naturalmente também têm sido implicadas na reparação dos tecidos. Muitos outros factores de crescimento e proteínas de ligação estão atualmente a ser isolados e caracterizados, e a lista está longe de estar completa. É provável que, no futuro, a terapia periodontal inclua a desmineralização da superfície radicular para expor a matriz colágena da raiz, a aplicação tópica de fibronectina para melhorar a fixação das células e a adição de uma combinação de factores de crescimento polipeptídicos num dispositivo biodegradável de libertação lenta para promover a migração, proliferação e maturação de populações específicas de células progenitoras capazes de regenerar o periodonto.

Referências

1) Ichaya Yiemwattana As Aplicações Clínicas Promissoras dos Factores de Crescimento na Regeneração Periodontal: Uma Revisão da Literatura. J Int Dent Med Res 2017; 10(3):1021 - 1028

2) Smith, Constanza M , Monica C et al. Investigação sobre os factores de crescimento em periodontologia.Perio2000.2015;67:234-250

3) Caton J, Bostanci N, Remboutsika E et al. Future Dentistry: A terapia celular vai ao encontro da reparação e regeneração dentária e periodontal. J Cell Mol Med 2011;15:1054-1065.

4) Grzesik Wj, Narayanan A. Cementum And Periodontal Wound Healing And Regeneration (Cimento e cicatrização e regeneração de feridas periodontais). Crit Rev Oral Biol Med 2002;13: 474-484.

5) Hynes K, Mecanin D, Gronthos S et al. Utilidade Clínica das Células Estaminais para a Regeneração Periodontal. Periodontol 2000. 2005;59:203-227.

6) Sood S, Gupta S, Mahendra A. Terapia Genética com Factores de Crescimento para

Engenharia de Tecidos Periodontais - Uma Revisão. Med Oral Patol Oral Cir Bucal. 2012;17 (2):E301-10.

7) Ramseier Ca, Abramson Zr, Jin Q et al. Gene Therapeutics For Periodontal Regenerative Medicine. Dent Clin North Am. 2006;50:245-63

8) Dabra S, Singh P. Um papel notável dos factores de crescimento na resolução de patologias orais e periodontais específicas: Uma revisão estratégica. Indian J Dent Res 2011;22:496-7

9) Luigi Aloe. Rita Levi-Monta Lcini: A Descoberta do Fator de Crescimento Nervoso e a Neurobiologia Moderna.Trends In Cell Biology. 2004;14:7:365-369

10) Wozney. Visão geral dos Protiens Morfogenéticos Ósseos. Spine 2002;27(16):S2-S5

11) Elaine W. Raines, Russell Ross. Fator de crescimento derivado de plaquetas. Alto rendimento. The Journalof Biological chemistry Purification And Evidence For Multiple Forms 10 de maio;257(9): 5154-5160

12) Napoleone Ferrara. Fator de crescimento endotelial vascular. Arterioscler Thromb

Vasc Biol. 2009;29:789-791

13) Hugo A. Armelin. Extractos Pituitários e Hormonas Esteróides no Controlo do Crescimento de Células 3t3 (Fibroblastos de Rato/Fator de Crescimento) 1973;70(9): 2702-2706

14) Mroczkowski B., Ball R. (1990) Epidermal Growth Fator: Biologia e Propriedades do seu Gene e Precursor Proteico. In: Habenicht A. (eds) Growth Factors, Differentiation Factors, and Cytokines. Springer, Berlim, Heidelberg

15) Navis, Adam R., "Fator de Crescimento Epidérmico". Enciclopédia do Projeto Embrião (2007-1030). ISSN: 1940-5030 http://embryo.asu.edu/handle/10776/1719.

16) Ikezawa K et al. Characterization Of Cementum Derived Growth Fator As An InsulinLike Growth Fator-I Like Molecule. Conecta o tecido Res. 1997.

17) Toshikazu Nakamura, Shinya Mizuno. A descoberta do fator de crescimento dos hepatócitos (Hgf) e o seu significado para a biologia celular, as ciências da vida e a medicina clínica. Proc.Jpn.Acad, Ser. 2010;60(6) :588-610

18) Ukessays. Factores de crescimento na regeneração periodontal [Internet]. novembro 2013. [Acedido em 28 de abril de 2018]; Disponível em Https://Www.Ukessays.Com/Essays/Health/Growth-Factors-Periodontal-

5188.Php?Vref=1.

19) Mani R., Mahantesha S. Et al. Factores de crescimento na regeneração periodontal. Revista de Pesquisa Oral Avançada. 2014; 5(2):1 - 5

20) Cooper, Geoffrey M. e Robert E. Hausman. 2009. A célula: uma visão molecular aproxima-te. Washington, D.C.: ASM Press.

21) Seiichi Tad et al.Review Design and Synthesis of Binding Growth Factors .Int. J. Mol. Sci. 2012;13:6053-6072;

22) Nitin Saroch. Periobasics: Um livro didático de Periodontia e Implantologia: Periobasics. Primeira edição. 2017

23) Bengt Westermark ,Carl-Henrik Heldin. Estrutura, Função e Implicações do Fator de Crescimento Derivado das Plaquetas no Crescimento Celular Normal e Maligno. Ata Oncologica1993 ;32(2): 101-105,

24) Heldin Ch, Westermark B. Mechanism Of Action And In Vivo Role Of Platelet-Derived Growth Fator. Physiol Rev. 1999;79(4):1283-316.

25) Daniel F. Bowen-Pope, Elaine W. Raines História da Descoberta Fator de Crescimento Derivado das PlaquetasArterioscler Thromb Vasc. Biol. 2011;31:2397-

2401.

26) C.-H. Heldin,J. Lennartsson. Propriedades estruturais e funcionais do fator de crescimento derivado das plaquetas e dos receptores do fator de células estaminais. Cold Spring Harb Perspect Biol 2013;5:A009100

27) Johanna A, Radiosa G et al. Papel dos factores de crescimento derivados das plaquetas na fisiologia e na medicina. Genes e Desenvolvimento 2018;22:1276-1312

28) Darnell Kaigler et al. Platelet-Derived Growth Fator Applications In Periodontal And Peri-Implant Bone Regeneration (Aplicações do fator de crescimento derivado das plaquetas na regeneração óssea periodontal e peri-implantar). Consulta o site Expert Opin Biol Ther. 2011 ;11(3): 375-385.

29) Lynch, Se. Técnicas de Regeneração Óssea na Região Orofacial. In: Lieberman, Jr., Friedlaender, Ge., Editores. Regeneração e Reparação Óssea: Biologia e Aplicações Clínicas. Totowa: Humana; 2005:359-90.

30) Schwarz F et al. Influência do Fator de Crescimento Derivado de Plaquetas Humano Recombinante no Aumento do Rebordo Lateral Utilizando Fosfato de Cálcio Bifásico e Regeneração Óssea Guiada: Um Estudo Histomorfométrico em Cães. J Periodontol. 2009;80(8):1315-23.

31) Duffy Am et al. Vascular Endothelial Growth Fator (Vegf) And Its Role In Non-Endothelial Cells: Sinalização Autócrina por Vegf. In: Madame Curie Bioscience Database [Internet]. Austin (Tx): Landes Bioscience; 2000-2013.

32) Olofsson et al. Biologia atual de Vegf-B e Vegf-C. Opinião Atual em Biotecnologia1999;10:528-535

33) Masabumi Shibuya. Sinalização do Fator de Crescimento Endotelial Vascular (Vegf) e do seu Recetor (Vegfr) na Angiogénese: Um alvo crucial para terapias anti e pró-angiogénicas. Terapias Genes e Cancro. 2011;2(12):1097-1105

34) David M. Kingsley. A superfamília Tgf-P: New Members, New Receptors, And New Genetic Tests Of Function In Different Organisms Genes And Development 1994;8:133- 146

35) Chaudhury, Howe. O Conto da Sinalização do Fator de Crescimento Transformador-B (Tgfβ): Um Enigma Soigné Iubmb Life. 2009;61(10): 929-939.

36) Setti S. Proteínas Morfogénicas Ósseas: Conceitos Básicos. Neurosurg Focus 200213;(6):1-6

37) Malgikar S, Akula U. Proteínas Morfogenéticas Ósseas na Regeneração dos Tecidos Periodontais. J Dent Allied Sci 2017;6:74-7.

38) Aena Pundir Jain et al. Proteínas Morfogenéticas Ósseas - As Moléculas Anómalas.
Jornal da Sociedade Indiana de Periodontologia .2013;17(5):583-586

39) J.M. Granjeiro et al. Proteínas morfogenéticas ósseas: da estrutura ao uso clínico.
Braz J Med Biol Res.2005;38(10):1463-1473

40) He-Shu Lu et al. Estrutura cristalina do fator de crescimento epidérmico humano e da sua
Dimerização. The Journal of Biological Chemistry.2014; 276(37):34913-34917.

41) M. J. Wieduwil, M. M. Moasser. A Família de Receptores do Fator de Crescimento Epidérmico: Biologia que conduz a terapêuticas direccionadas.Cell Mol Life Sci. 2008;65(10): 1566-1584.

42) Dreux Ac, Lamb Dj et al.Os receptores do fator de crescimento epidérmico e a sua família de ligandos: O seu papel putativo na aterogénese. Atherosclerosis.2006;186 (1): 38-53.

43) Yang S, Geng Z et al. Eficácia do Fator de Crescimento Epidérmico Humano Recombinante Tópico no Tratamento da Úlcera do Pé Diabético: Uma Revisão Sistemática e Meta-Análise. O Jornal Internacional de Feridas de Extremidade Inferior. 2016;15 (2): 120-5.

44) Del Angel-Mosqueda C, Gutiérrez-Puente Y et al. Epidermal Growth Fator Enhances Osteogenic Differentiation Of Dental Pulp Stem Cells In Vitro. Head & Face Medicine. 2015;11: 29.

45) A.Ullrich et al. Estrutura primária do recetor do fator de crescimento semelhante à insulina I: Comparação com o recetor de insulina sugere determinantes estruturais que definem a especificidade funcional. The Embo Journal 1986;5(10):2503 - 2512,

46) Ryan, Goss. O papel emergente da via do fator de crescimento semelhante à insulina como alvo terapêutico no cancro. The Oncologist 2008;13:16-24

47) Ye-Rang Yun. Artigo de Revisão Factores de Crescimento de Fibroblastos: Biologia, Função e

Aplicação para Regeneração de Tecidos. Jornal de Engenharia de Tecidos2010:1-8

48) Ornitz,Itoh. Revisão da Família de Proteínas dos Factores de Crescimento dos Fibroblastos Biologia do Genoma 2001;2(3):3005.1-3005.12

49) Cecchi et al. O Recetor do Fator de Crescimento dos Hepatócitos: Estrutura, Função

E a sua orientação farmacológica no cancro Curr Signal Transduct Ther. 2011;6(2): 146151.

50) Magdalena W Et Al. O Fator de Crescimento dos Hepatócitos na Saliva é um Potencial Marcador de Doença Periodontal Sintomática. Jornal de Ciências Orais2006;48(2):47-5

51) Os factores estimuladores de colónias e o cancro Donald Metcalf Cancer Immunol Res. 2013;1(6): 351-356.

52) Susanta K, E. Richard Stanley. Estudos de Estrutura-Função de um Fator Estimulante de Colónias (Csf-1) The journal of Biological chemistry. 251982;257(22):13679-13684, 1982

53) Kurihara H et al. Neurotrofinas em células de cultura de tecidos periodontais. J Periodontol. 2003;74(1):76-84.

54) Schenck et al. Revê o papel do Fator de Crescimento Nervoso (NGF) e das suas formas precursoras na cicatrização de feridas orais. Int. J. Mol. Sci. 2017;18:386

55) Shobha Prakash et al. Concentrados de plaquetas: Passado, Presente e Futuro. J. Maxillofac. Oral Surg. 2011;10(1):45-49

56) Dohan DM, Choukroun J et al. Fibrina rica em plaquetas (PRF): um concentrado de plaquetas de segunda geração. Parte I: conceitos tecnológicos e evolução. Oral Surg Oral Med Oral Pathol Oral Radiol Endod 2006;101:E37-44

57) Rubina Alve, Ramon Grimalt. Uma Revisão do Plasma Rico em Plaquetas: História, Biologia, Mecanismo de Ação e Classificação. Distúrbio do Apêndice da Pele 2018;4:18-24

58) David M. Dohan, A Joseph Choukroun et al. Fibrina Rica em Plaquetas (Prf): Um

concentrado de plaquetas de segunda geração. Parte II: Características biológicas

relacionadas com as plaquetas. Oral Surg Oral Med Oral Pathol Oral Radiol Endod

2006;101:E45-50

59) Dohan Ehrenfest et al. Classificação dos concentrados de plaquetas: do plasma puro

rico em plaquetas (PPRP) à fibrina rica em leucócitos e plaquetas (LPRF). Trends

Biotechnol 2009; 2: 158-167.

60) Dohan Ehrenfest, Del Corso et al, Carrier Three-Dimensional Architecture

E Composição Celular De Um Coágulo E Uma Membrana De Fibrina Rica Em

Plaquetas De Choukroun. J Periodontol 2010;81:546-555

61) Atsushi Kubota et al.A utilização do fator de crescimento derivado de plaquetas
humanas recombinantes para

Aumento do seio maxilar. Int J Periodontics Restorative Dent 2017;37:219-225

62) Schorn et al.Regeneração óssea vertical usando rhBMP-2 e VEGF. Head & Face

Medicine 2017;13:11

63) Ulrike Kuchler et al.Aumento do Seio Crestal com Proteína Morfogenética Óssea

Humana Recombinante 2: Resultados Clínicos e Radiográficos de um Estudo Piloto

de 2 Anos. Int J Oral MaxIllOfac IMplants 2017;32:213-220.

64) Yung-Ting Hsu. Efeitos da proteína morfogenética óssea-2 no aumento ósseo

vertical em um modelo canino.JOP.2017;160516.

65) CM Anitha et al. Fibrina rica em plaquetas e hidroxiapatite nanocristalina: esperança de regeneração na periodontite agressiva: Uma nova abordagem clínica. Revista Internacional de Ciências Dentárias Aplicadas 2017; 3(2): 209-214.

66) Antonio Cortese. Fibrina rica em plaquetas (PRF) na odontologia de implantes em combinação com a nova técnica de regeneração óssea sem retalho: evolução da técnica e resultados finais. Open Med. 2017; 12: 24-32.

67) Lee et al. Efeito da utilização em série da proteína morfogenética óssea 2 e de fibroblastos

Growth Fator 2 on Periodontal Tissue Regeneration Collagen Hydrogel Scaffold and Fibroblast Growth Fator-2. Implant Dent 2017;26:1-10.

68) Takehito Momose et al. Acelera a cicatrização periodontal de defeitos de furca de classe II em cães. Jornal de Odontologia Aberta.2016;10:347-359.

69) Peer W. Kammerer et al. Influência do fator de crescimento derivado das plaquetas nas propriedades de remodelação óssea de um implante dentário cónico de rosca variável in vivo Clin. Oral Impl . Res. 2016:1-6

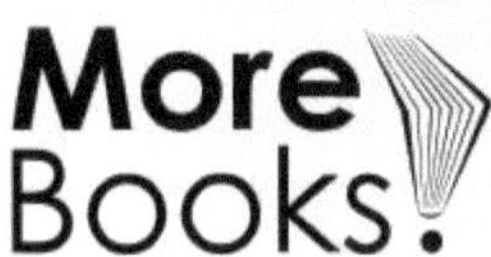

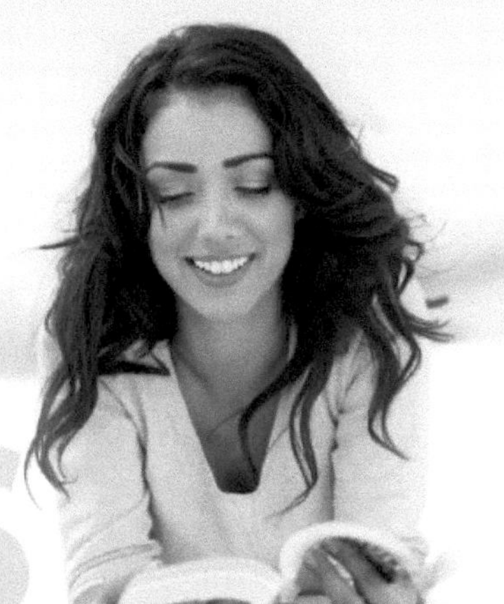

yes
I want morebooks!

Buy your books fast and straightforward online - at one of world's fastest growing online book stores! Environmentally sound due to Print-on-Demand technologies.

Buy your books online at
www.morebooks.shop

Compre os seus livros mais rápido e diretamente na internet, em uma das livrarias on-line com o maior crescimento no mundo! Produção que protege o meio ambiente através das tecnologias de impressão sob demanda.

Compre os seus livros on-line em
www.morebooks.shop

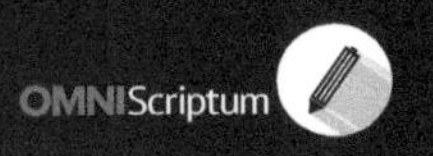

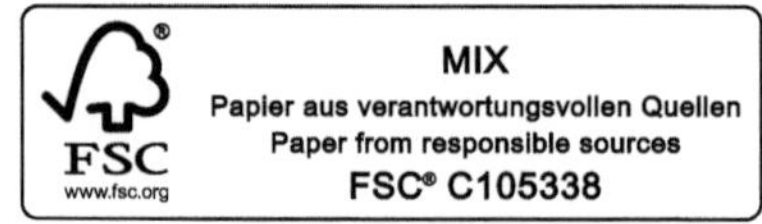

Printed by Books on Demand GmbH, Norderstedt / Germany